帝王切開の強化書

Kaiserを極める

監修 **吉田好雄** 福井大学医学部産科婦人科 教授
編集 **西島浩二** 福井大学医学部産科婦人科 講師

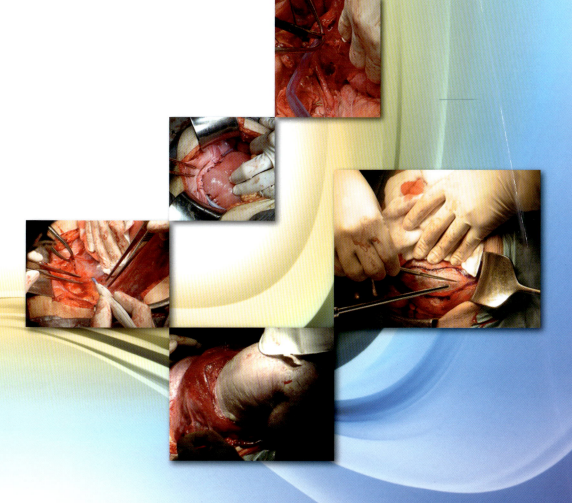

金原出版株式会社

執筆者一覧

監修・執筆
吉田好雄　　福井大学医学部産科婦人科 科長・教授

編集・執筆
西島浩二　　福井大学医学部産科婦人科 講師

執筆協力
小辻文和　　福井大学医学部名誉教授
　　　　　　愛仁会高槻病院 名誉総合周産期母子医療センター長・産婦人科部長

コラム執筆
黒川哲司　　福井大学医学部産科婦人科 副科長・准教授
折坂　誠　　福井大学医学部産科婦人科 講師
知野陽子　　福井大学医学部附属病院 総合周産期母子医療センター特命助教・医局長
髙橋　仁　　福井大学医学部産科婦人科 病棟医長
品川明子　　福井大学医学部産科婦人科 外来医長
倉田和巳　　福井大学医学部産科婦人科
佐藤久美子　福井大学医学部産科婦人科
大沼利通　　福井大学医学部産科婦人科
玉村千代　　福井大学医学部産科婦人科
山本　真　　福井大学医学部産科婦人科
川村裕士　　福井大学医学部産科婦人科
冨士井杏子　福井大学医学部産科婦人科
白藤　文　　福井大学医学部産科婦人科
髙橋　望　　福井大学医学部産科婦人科
山田しず佳　福井大学医学部産科婦人科
清水可奈子　福井大学医学部産科婦人科

イラスト原案
玉村千代

序

　帝王切開術は，産科医療の基本的な手術手技であり，必ず習得しなくてはいけない手技です．また，これを安全に実施することは，産科医としての必須条件です．

　帝王切開術の名称は，ドイツ語のKaiserschnittの直訳で，ラテン語のsectio caesareaを語源にしています．この起源に関しては，いくつかの説があります．最も有名なのは，Julius Caesar（100-44 B.C.）が腹壁切開で出生したことに由来するという説ですが，これは俗説であると考えられています．現在は，ローマ王Numa Pompilius（753-673 B.C.）が，死んだ妊婦を埋葬する際に，必ず胎児を子宮切開して取り出すように義務づけた"lex regia"（王法）が，Julius Caesar時代に"lex caesarea"（皇帝法）に引き継がれ，それがsectio caesareaになったという説が定説になっています．このように，帝王切開術は，古くから産科臨床において数多く実施されている基本中の基本術式です．しかしながら，個々の細かい点になると，どのように実施するのが良いか，エビデンスの乏しい部分が多い術式でもあります．

　産婦のみならず児に対しても十分な配慮が必要な術式であるため，それぞれの施設の流儀があり，それぞれの長所があります．最近のロボット手術をはじめ優れた医療機器の開発により，産婦人科手術のあり方も変わってきていますが，産科手術，特に帝王切開術に関しては，臨床現場での長年の経験から生み出されたものが多く，それぞれの施設の流儀も含蓄に富むものと感じられます．

　我々，福井大学医学部産科婦人科（旧福井医科大学）は，歴史は30年余と短く，産科の症例数もそれほど多い施設ではありません．しかしながら，京都大学医学部婦人科産科教室助教授から就任された初代富永敏朗教授は，いち早く関連病院内の全症例を共有化するシステムを構築され，現在年間4,000例あまりの分娩症例が教室員に共有されています．二代目小辻文和教授は，神戸大学時代に，手術の名手であり，『子宮頸癌の基本手術』の著者である東條伸平教授（3代目神戸大学教授，6代目京都大学教授）の薫陶を受けられ，教室主宰時には，「考える手術」が当教室に深く根を下ろしました．

　本書は，私たちのこれまでの帝王切開術に関する工夫をまとめ上げたものです．帝王切開術という古くて，かつ現在も問題が山積している術式に対して，地道にかつ大胆に取り組んだ内容を，平成28年度（2016年度）福井大学医学部産科婦人科に在籍したすべての医局員によりまとめ上げました．特に「子宮底部横切開法」「腹膜外帝王切開法」の項は，小辻文和名誉教授に，多大なご指導をいただきました．編集は，教室の産科部門の責任者である西島浩二講師にお願いいたしました．

　最後に，本書が婦人科手術の名著『実地婦人科手術』（遠藤幸三著）を手掛けた金原出版から発刊できることを，大変光栄に思います．金原出版の前田依利子様，藤嶋也寸彦様，瀧澤浩利様には，深謝申し上げます．

2017年11月

吉田好雄

目 次

第1章 通常の帝王切開

I はじめに ……………………………………………………………………… 2

II 通常の帝王切開の実際 …………………………………………………… 3
術式の概要 ………………………………………………………………… 3
術式の図解 ………………………………………………………………… 4

III 通常の帝王切開のポイント ……………………………………………… 7
腹壁切開のコツ① ―恥骨結合を越えて― ……………………………… 7
腹壁切開のコツ② ―意識するのはど真ん中― ………………………… 8
腹壁切開のコツ③ ―メス刃の曲線を意識する― ……………………… 10
腹壁切開のコツ④ ―皮下脂肪の中央を切る― ………………………… 12
安全な腹膜切開 ―腸管損傷を確実に避ける― ………………………… 14
膀胱剥離は常在戦場 ―気持ちは常に前置癒着胎盤― ………………… 16
子宮筋層切開 ― very low から入る意味― …………………………… 18
大切な目印 ―子宮筋層マーキングの有用性― ………………………… 20
子宮筋層切開① ―大胆に― ……………………………………………… 21
子宮筋層切開② ― 0.5 mm 下の胎児の顔を思い浮かべて繊細に― … 22
胎児娩出 ―"速ければ良い"は間違い― ……………………………… 23
胎盤娩出 ―自然に委ねることの大切さ― ……………………………… 24
子宮筋層縫合① ―アンバランスな子宮筋― …………………………… 25
子宮筋層縫合② ―効いてくる目印― …………………………………… 26
子宮筋切開創の縫合の最適解は？ ……………………………………… 28
子宮筋切開創の縫合法 ―二層縫合の利点― …………………………… 30
膀胱子宮窩腹膜縫合の意義 ……………………………………………… 31
癒着防止材の使用について考える ……………………………………… 32
閉腹操作 ―すべての臓器，すべての組織を元あった形に戻す― …… 36

IV おわりに ……………………………………………………………………… 37

第2章　早産児の帝王切開

I はじめに … 40
黒幕を炙り出せ ―陰に隠れる感染への対応― … 40

II 早産児の帝王切開の実際 … 42
術式の概要 … 42
術式の図解 … 42

III 早産児の帝王切開のポイント … 45
早産児のストレス軽減のために … 45
子宮筋層切開の工夫 ―ＪかＵかＴか― … 46
幸帽児での胎児娩出を目指す ―Be born with a caul (*lucky cap*)！― … 48
術後血腫を作らないための工夫① ―筋層縫合は二層を絶妙の力加減で― … 50
術後血腫を作らないための工夫② ―子宮収縮薬― … 51
抗菌薬投与 ―あらゆる手段で黒幕を叩け！― … 52
感染性貯留液の排出 ―腐ったミカンは排除する― … 54
効果的なドレナージ法を目指して … 55
帝王切開術後モデルの臨床へのフィードバック … 58
手術創（腹腔内）洗浄はドグマか … 60

IV おわりに … 62

第3章　子宮底部横切開法

I はじめに … 66
子宮底部横切開法は，あくまでも"last resort"！ … 66

II 子宮底部横切開法の実際 … 68
術式の概要 … 68
術式の図解 … 69

III 子宮底部横切開法のポイント … 74
なぜ子宮底部を横切開するのか① ―胎盤を避けることの意味― … 74
Wardの手法とその限界 ―そして子宮底部横切開法の開発― … 75
なぜ子宮底部を横切開するのか② ―子宮底部の筋層は，体部の筋層よりもずっと薄い― … 76
なぜ子宮底部を横切開するのか③ ―子宮の血流を意識すると，横に切りたくなる― … 77

なぜ子宮底部を横切開するのか④
　　　―驚異の子宮収縮：子宮底部を切っているのに子宮下方の胎盤が見える― ………… 78
　　なぜ子宮底部を横切開するのか⑤ ―子宮下部（下節）を切らない意味― ………… 80
　　どのように子宮底部を横切開するのか① ―胎盤辺縁（上縁）の描出― …………… 82
　　どのように子宮底部を横切開するのか② ―子宮筋層切開時の様々な工夫― ……… 84
　　子宮頸部からの膀胱剥離① ―天下分け目の関ケ原― ………………………………… 86
　　子宮頸部からの膀胱剥離② ―地獄の門が開かぬように，日々のトレーニングを― …… 87
　　二期的手術の捉え方 ―退くこともまた勇気― ………………………………………… 88
　　ターニケットの有用性 ……………………………………………………………………… 89
　　胎盤剥離の前に行う様々な工夫 …………………………………………………………… 90
　　胎盤剥離の前にできること① ―見ればわかる肉眼所見の重要性― ………………… 91
　　胎盤剥離の前にできること② ―術中超音波検査のもう1つの意味― ……………… 92
　　胎盤剥離後の確認は慎重に ………………………………………………………………… 93
　　止血操作の様々な工夫① ―U字縫合― ………………………………………………… 95
　　止血操作の様々な工夫② ―Bakuri® バルーンの使用― ……………………………… 98
　　子宮筋層縫合 ―長所が短所にもなる子宮収縮― ……………………………………… 100
　　次の妊娠への備え① ―子宮の再縫合手術― …………………………………………… 102
　　次の妊娠への備え② ―術後管理の重要性― …………………………………………… 103
　　さらなる工夫 ―羊水の除去（愛仁会高槻病院）― …………………………………… 104

Ⅳ　おわりに …………………………………………………………………………………… 105
　　すべての手術操作を落ち着いて行えることの意味 …………………………………… 105

第4章　腹膜外帝王切開

Ⅰ　はじめに …………………………………………………………………………………… 108
　　腹膜外帝王切開の登場と変遷 ―今なぜ，腹膜外なのか― …………………………… 108
　　腹膜外帝王切開の歴史と筆者らが目指すもの ………………………………………… 109

Ⅱ　腹膜外帝王切開のトレーニング ……………………………………………………… 111
　　一般開腹手術時に行うトレーニング ―腹横筋膜・腹膜・膀胱・中臍靱帯の解剖を知る― …… 111
　　トレーニング手技の実際 ―パワーソースの活用― …………………………………… 112
　　トレーニング手技の概要 ………………………………………………………………… 113
　　トレーニング手技の図解 ………………………………………………………………… 113
　　トレーニング手技の有用性 ―膀胱を自在に扱う― …………………………………… 116

III 腹膜外帝王切開の実際 … 117

- トレーニング手技との相違点 … 117
- 術式の概要 … 118
- 術式の図解 … 119

IV 腹膜外帝王切開のポイント … 122

- 膀胱表面を広く露出するために … 122
- インジゴカルミン液腹腔内注入時の工夫 … 123
- 中臍靱帯の取り回しこそ術式の要① ―中臍靱帯の切断― … 124
- 中臍靱帯の取り回しこそ術式の要② ―中臍靱帯付近の腹膜表面の露出― … 126
- 腹膜からの膀胱遊離 … 128
- 子宮下部からの膀胱遊離 … 129
- 子宮下部（下節）横切開 ―子宮筋層マーキング― … 130
- 忘れないで！ レチウス腔へのドレーン留置 … 131
- 膀胱遊離中に腹膜が破れたら … 132

V おわりに … 133

第5章　帝王切開時子宮摘出術

I はじめに（子宮温存の工夫） … 138

- 子宮摘出術はあくまでも最終手段 … 138
- 残せる子宮，残せない子宮（常位胎盤早期剥離） … 138
- 子宮温存への強い思い（前置癒着胎盤） … 140

II 二期的子宮摘出術の適応 … 141

- 前置癒着胎盤の二期的子宮摘出術の適応 ―両手に余る子宮― … 141

III 二期的子宮摘出術の実際 … 142

- 術式の概要 … 142
- 術式の図解 … 143

IV 帝王切開時子宮摘出術のポイント … 153

- 覚悟を支える知識と経験 … 153
- 骨盤解剖の正しい知識 ―尿管の走行を知る― … 154
- 経験を学ぶ，真似る … 155
- パワーソースを活用する … 156
- 膀胱剥離操作の要 … 157
- 前が駄目なら，後方から攻める … 159

V 一期的子宮摘出術の適応	160
適応は出血し続けている症例	160

IV 一期的子宮摘出術の実際	161
術式の概要	161
術式の図解	162

VII おわりに	168

索引 ………………………………………………………………… 171

COLUMN

- 帝王切開の開腹法 …………………………………………… 9
- 選択的帝王切開のタイミング ……………………………… 15
- bladder flap を作成するか？ ……………………………… 17
- 子宮筋切開創の縫合法 ……………………………………… 29
- 臍帯結紮と胎盤娩出法 ……………………………………… 35
- 帝王切開の閉腹法 …………………………………………… 38
- オキシトシン投与と頸管拡張 ……………………………… 53
- 帝王切開における感染予防 ………………………………… 61
- 早産に対する帝王切開は児の予後を改善するか？ ……… 64
- 子宮筋の切開法 ……………………………………………… 81
- 娩出困難時の対処法 ………………………………………… 85
- 帝王切開における血栓症予防 ……………………………… 94
- 癒着防止法 …………………………………………………… 125
- 肥満妊婦の注意点 …………………………………………… 135
- 帝王切開のこれから ………………………………………… 169

第1章

通常の帝王切開

I はじめに

手術は帝王切開に始まり帝王切開に終わる

　厚生労働省の医療施設静態調査によれば，わが国での帝王切開率は年々増加しており，平成26年の調査で19%を超えたと推定された。実に日本人の5人に1人が帝王切開で出生しているという現状が示すように，我々産婦人科医にとって，帝王切開は誰もが習得するべき基本的な手術手技である。既に完成された手術であるため，一見工夫の余地などないようにも思われるが，実際は，術者それぞれが工夫を凝らしながら日々の手術を行っている。本章では，開腹手術全般における注意点に適宜触れながら，帝王切開という究極の妊孕能温存手術に対して，福井大学が行ってきた工夫の数々を紹介する。

Ⅱ 通常の帝王切開の実際

術式の概要

❶腹壁切開
　下腹部正中縦切開により腹腔内に到達する。帝王切開における腹壁切開については，様々な考え・ポリシーがあるが，筆者らは良い術野を作るために，下腹部正中縦切開で帝王切開を行っている。➡図1

❷腹膜切開
　腸管損傷を確実に避けて腹膜を切開する。腹膜を切開する際には，メスをペンホルダー（執筆法）に持ち替えて，メスの先端で腹膜に小さな穴を空ける。➡図2

❸膀胱腹膜の切開・剥離
　日ごろの帝王切開を，前置癒着胎盤のトレーニングと位置づける。普段から，この患者は前置癒着胎盤であると想定し，膀胱と子宮の境界部を緊張させたときに現れる"蜘蛛の巣"様の結合織を焼灼しながら剥離を進める。➡図3

❹子宮のローテーションの確認
　子宮筋層を切開する前には，両側の円靱帯をたどって妊娠子宮のローテーションの有無を確認する。ローテーションの確認を行わずに両側に子宮の切開を拡げていくと，子宮動静脈や尿管を損傷するリスクが高くなる。特に，子宮峡部の低い位置（very low）で子宮筋層を切開する際には，慎重にローテーションを確認する。➡図4

❺子宮筋層切開
　切開予定部を幅広くマーキングし，very low incisionを行う。子宮下部横切開よりもさらに低い位置で切開すると，上下筋層の厚みにはほとんど差がみられなくなる。勢い余ってメスで卵膜を破り破水させるようことがないように，確実に卵膜（絨毛膜）を露出させる。➡図5, 6

❻胎児娩出
　卵膜を露出させた後に破膜する。胎児を娩出させるときは，適度のストレスを与えて経腟分娩に近い状態で娩出させることが，出生後の呼吸障害抑制につながる。あえてゆっくり娩出させるという意識をもつ。➡図7

❼胎盤娩出
　不用意な用手剥離は行わずに，臍帯を軽く牽引しながら自然に剥脱させる。➡図8

❽子宮筋層縫合
　子宮筋層マーキングを参考に，単結節一層縫合により子宮筋層を合わせる。➡図9

❾閉腹操作
　膀胱子宮窩腹膜，壁側腹膜，横筋筋膜，腹直筋鞘後葉，腹直筋鞘前葉，皮下組織，皮膚，すべての臓器，すべての組織を元あった形に戻す。

術式の図解

❶ 腹壁切開

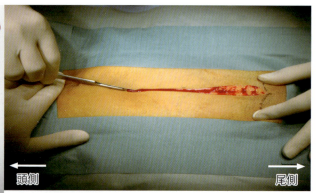
頭側　尾側

図1●腹壁切開
良い術野を作るために，下腹部正中縦切開により腹腔内に到達する。切開部を緊張させつつ，"メスの腹"で真っすぐに引きながら腹壁を切開する。

❷ 腹膜切開

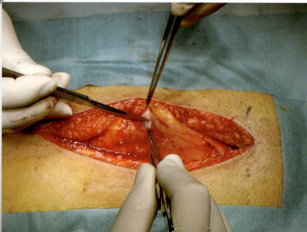

図2●腹膜切開
切開予定部の上下の脂肪層を，メスの腹で丁寧に落としていく。腹膜を切開する際には，メスをペンホルダー（執筆法）に持ち替えて，メスの先端で腹膜に小さな穴を空ける。

❸ 膀胱腹膜の切開・剝離

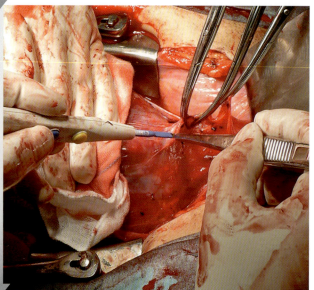

図3●膀胱腹膜の切開・剝離
日ごろの帝王切開を，前壁付着前置癒着胎盤のトレーニングと位置づける。膀胱と子宮の境界部を緊張させたときに現れる"蜘蛛の巣"様に浮き上がった粗な結合織を，血管を避けながら，慎重にモノポーラで焼灼し剝離を進める。

❹ 子宮のローテーションの確認

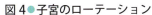

図4●子宮のローテーション
①：誤った筋層切開
②：正しい筋層切開
妊娠子宮は右にローテーションしていることが多いが，この場合，右の円靱帯は後方に，左の円靱帯は前方に転位する．ローテーションの確認を行わずに両側に子宮の切開を拡げていくと，子宮動静脈や尿管を損傷するリスクが高くなる（①）．正中を切開しているつもりでも，知らず知らずに①のような筋層切開になっていることがある．実際は，②のような子宮筋層切開を行わなければならない．

❺ 子宮筋層切開

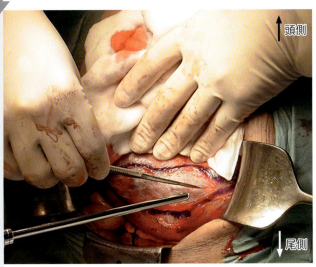

図5●子宮筋層切開
切開予定部を幅広くマーキングし，子宮筋層マーキングの中央をメスで切開する．メスが加わる度に，特に頸部方向の筋層が開いていく様を目視できる．

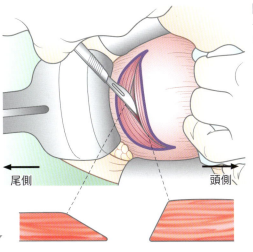

図6●very low incision の子宮筋層
子宮下部横切開（low transverse incision）よりもさらに低い位置で切開する（very low incision）と，上下筋層の厚みの差は小さくなる．

❻ 胎児娩出

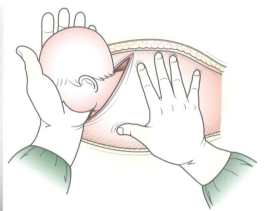

図7● 胎児娩出
胎児を娩出するときは，慌てる必要はない。適度のストレスを与えて経腟分娩に近い状態で娩出させる方が，出生後の呼吸障害（新生児一過性多呼吸など）の抑制にはよい。胸を軽く圧迫しながら，ゆっくりと児を娩出する。あえてゆっくり娩出するという意識をもつ方がよい。

❼ 胎盤娩出

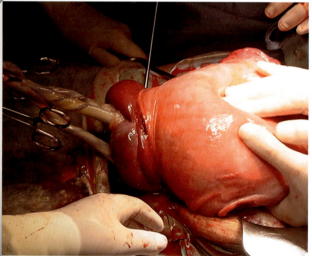

図8● 胎盤娩出
これは品胎の帝王切開時の胎盤娩出である。胎盤を剝離する際は，不用意な用手剝離は行わない。臍帯を軽く牽引しながら自然に剝脱させる。

❽ 子宮筋層縫合

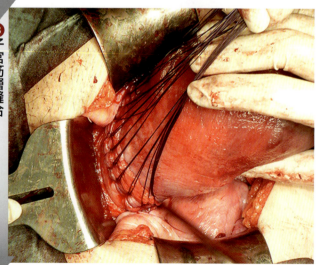

図9● 子宮筋層縫合
子宮筋層マーキングにより切開を加えたときの筋層の変化を正しくイメージし，子宮体部側と頸部側の厚みの差を意識することによって，上下の筋層断面を正しく合わせていく。very low incision により生じたそれほど厚みのない筋層に対しては，単結節一層縫合で必要十分である。

III 通常の帝王切開のポイント

腹壁切開のコツ① ―恥骨結合を越えて―

　手術におけるはじめの一歩は，良い術野を作ることである。この原則は，開腹手術でも，腹腔鏡下手術でも変わらない。安全に手術を進めるために良い術野を作ることが求められ，良い術野を作れる者こそが良い術者である。帝王切開の腹壁切開に関しては，様々な考え・ポリシーがあるが，筆者らは良い術野を作るために，下腹部正中縦切開で帝王切開を行っている。

　皮膚切開は，①恥骨結合上縁を越えて，②腹直筋筋膜を恥骨結合ぎりぎりまで切開する。良い術野を作るために，「下の5mmは，上の5cmに相当する」を強く意識している（図10, 11）。

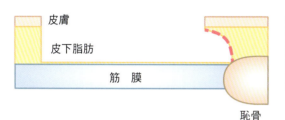

図10●不十分な皮膚切開
恥骨結合上の皮膚切開が不十分である。この状態をみかけることが実に多い。

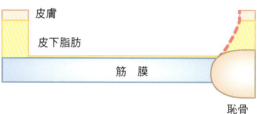

図11●十分な皮膚切開
「下の5mmは，上の5cm」を意識しながら，恥骨結合上縁を越えて皮膚切開を行う。恥骨結合を5mm越える皮膚切開は，上方に切開を5cm延長するのと同じくらい，帝王切開の手術操作を容易にするのである。

腹壁切開のコツ② ―意識するのはど真ん中―

　開腹時には，ど真ん中（正中）に入ることを意識する。その理由は，腹壁の中央に入ることによって，無駄な手術操作が減るからであり，閉腹時にしっかりとした筋膜縫合が可能となるからである。「腹直筋鞘が中央切開された場合（図12）」と「端で切開された場合（図13）」，どちらが安全な手術といえるだろうか（図14）。

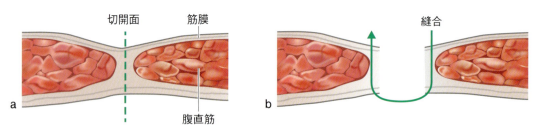

図12●腹直筋鞘が中央切開された場合
a：切開時，b：縫合時
腹直筋鞘が中央で切開されると，切開時に腹直筋が傷つくことはない。左右均等に創縁を認めるため，縫合する際の運針も容易である。

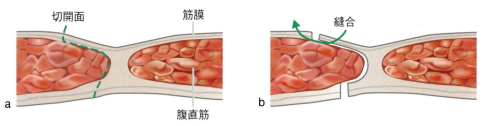

図13●腹直筋鞘が端で切開された場合
a：切開時，b：縫合時（誤った縫合の例）
腹直筋鞘が端で切開されると，切開時に腹直筋が傷つけられて出血し，手術操作に止血の手間が加わる。また，縫合の際にも余分な運針が必要になる（図57参照）。bのような縫合では実に心もとないことがわかるだろう。確実に正中に入るという意識をもって手術を行うことが大切である。

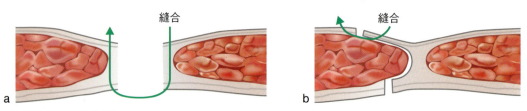

図14●縫合時の比較
a：中央切開の場合，b：端で切開し誤った縫合をした場合
腹直筋鞘が中央で切開された場合と，端で切開された場合，どちらが安全といえるだろうか。

COLUMN｜帝王切開の開腹法

　帝王切開の開腹法は，伝統的な正中縦切開法と近年主流の横切開法に分けられます。横切開法は，正中縦切開法と比較して美容的に優れるだけでなく，術後疼痛が少なく，筋膜離開や瘢痕ヘルニアの発症頻度が低いことから，帝王切開における第一選択になっています[1,2]。

　一方で，横切開法には開腹後の視野に制限があるため，高度な腹腔内癒着が予想されるケースや，子宮摘出に移行する可能性のあるケースでは，正中縦切開法を選択する方が無難です。皮膚切開〜児娩出の所要時間は，正中縦切開法の方が横切開法より，初回帝王切開で1分，反復帝王切開で2分短いことから[3]，子宮破裂や臍帯脱出など超緊急帝王切開が必要な場合は，正中縦切開法を選択するべきと考えます。

　横切開法はPfannenstiel横切開とJoel-Cohen横切開に大別されます。Pfannenstiel横切開は，恥骨結合上縁から3 cm上方を，Langer皮膚割線に沿ってやや弓状に横切開する方法で，鋭的な切開操作を多用します。一方Joel-Cohen横切開は，左右の上前腸骨棘を結んだラインの下方3 cmを一直線に横切開する方法で，皮膚切開以外は鈍的操作を多用します。Joel-Cohen横切開は，Pfannenstiel横切開と比較して，手術時間の短縮や術中出血量の減少，術後疼痛の軽減，術後発熱の減少，入院期間の短縮などのメリットが報告されています[1,2]。このようにJoel-Cohen横切開は帝王切開の短期予後を改善する可能性がありますが，術後の癒着や続発性不妊といった長期予後については今後の検討が必要です[4]。また反復帝王切開の症例にJoel-Cohen横切開を試みた結果，20例に1例の割合で癒着のため鋭的切開へ切り替えざるを得なかったと報告されています[4]。

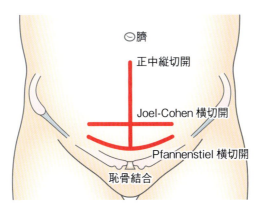

参考文献

1) Hofmeyr GJ, Mathai M, Shah A, et al. Techniques for caesarean section. Cochrane Database Syst Rev. 2008：CD004662.
2) Mathai M, Hofmeyr GJ, Mathai NE. Abdominal surgical incisions for caesarean section. Cochrane Database Syst Rev. 2013：CD004453.
3) Wylie BJ, Gilbert S, Landon MB, et al. Comparison of transverse and vertical skin incision for emergency cesarean delivery. Obstet Gynecol. 2010；115：1134-40.
4) Bolze PA, Massoud M, Gaucherand P, et al. What about the Misgav-Ladach surgical technique in patients with previous cesarean sections? Am J Perinatol. 2013；30：197-200.

腹壁切開のコツ③ ―メス刃の曲線を意識する―

　腹壁中央に皮膚切開を入れるためには，恥骨結合中央のくぼみを意識するとよい（図15）。切開予定部が見えるように，刃から離れた位置でメスを把持し（図16），"メスの腹"で真っすぐに引きながら切開する（図17）。メス刃に近い部分を持つと，切開線の目標が自分の手に隠れて見えなくなる（図18）。真っすぐな皮膚切開を行うために，メスの持ち方や把持する位置にも注意を向ける必要がある。

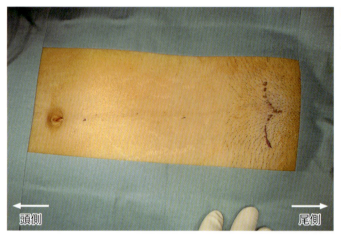

図15●恥骨結合中央のくぼみ
腹壁中央に皮膚切開を入れるために，恥骨結合中央のくぼみを意識する。

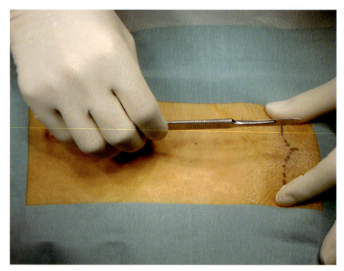

図16●メスを把持する位置①
切開予定部が見えるように，メス刃から幾分離れた位置を把持する。

Ⅲ 通常の帝王切開のポイント

メスは引いて切る。引いて切れば，メスの切れ味は落ちない。また，メスは腹で切るのが基本である。メスの先端（メス先）は繊細な操作が必要なときに備えて温存する。

皮下脂肪を切る際は，メス刃の曲線を意識する。恥骨結合上方の皮下脂肪を切る際もメス刃の曲線に合わせて切り下げるイメージをもつ（図19）。

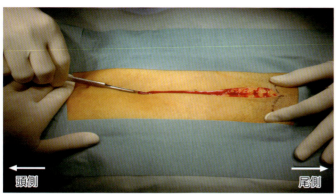

図17●切開時の様子
切開予定部が見えるように，刃から離れた位置でメスを把持し，切開部を緊張させつつ，"メスの腹"で真っすぐに引きながら切開する。切開部の頭側を適度に緊張させている助手の手にも注目してほしい。

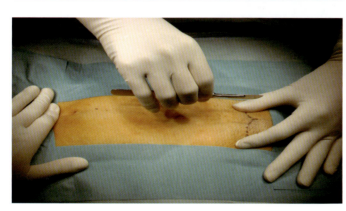

図18●メスを把持する位置②
メス刃に近すぎる部分を把持すると，切開線の目標となる部位が自分の手に隠れて見えなくなる。皮膚切開が曲がる原因の一つと考えている。

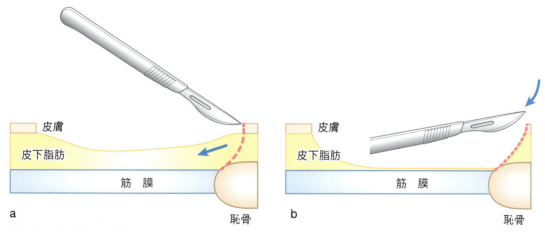

図19●皮下脂肪の切り方
a：メス刃の曲線を意識しながら皮下脂肪を切る。"メスの腹"で，引きながら皮下脂肪を切っていく。
b：恥骨結合上方の皮膚や皮下脂肪を切る際も，メス刃の曲線を意識して，メスの腹で切り下げるイメージをもつ。

腹壁切開のコツ④ —皮下脂肪の中央を切る—

皮下脂肪を腹壁中央で切開するには，左右対称に，均等に皮膚に緊張を加える必要がある（図20〜22）。前立ち（第1助手）が適切に緊張を加えることにより，皮下脂肪を正しく切ることができる。前立ちは肩の力を抜いて，執刀医が加えるテンションを感じてほしい。

術者自身が母指と示指を用いて皮下組織の切開を進める方法もある。中央の白線をきれいに露出するのに有効である（図23）。

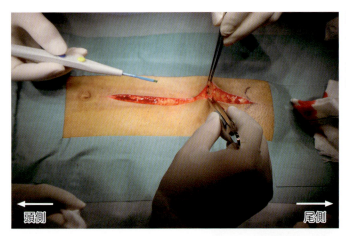

図20●皮下脂肪の中央を切る①
皮下脂肪を腹壁中央で切開するために，左右対称に，均等に皮膚に緊張を加える。前立ちの力加減一つで，切開創は左右に曲がる。

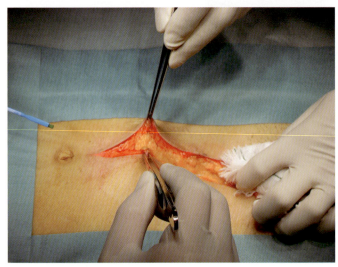

図21●皮下脂肪の中央を切る②
切開が進むにつれて，術者の引く力も引く方向も変わっていく。第一助手に入るときは，肩の力を抜いて，術者の呼吸を感じながら手術を進める。

Ⅲ　通常の帝王切開のポイント

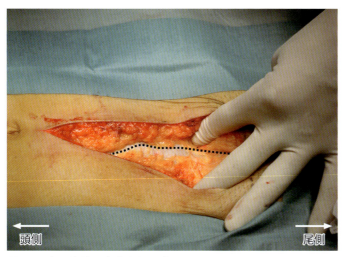
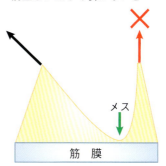

図22●皮下脂肪の中央を切る③
前立ちが正しく引かないと，正中を切っているつもりでも，いつの間にか左右に切開創が寄ってしまう。

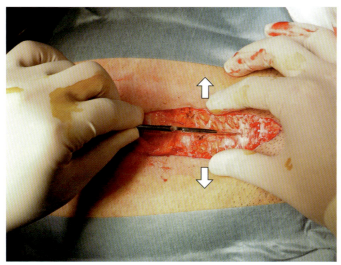

図23●皮下脂肪の中央を切る④
術者自身の母指と示指を用いて皮下組織の切開を進める方法もある。術者自身で力加減を調整できるため，中央を切開し，白線を露出するのに有効である。

安全な腹膜切開 ―腸管損傷を確実に避ける―

　安全に腹膜を切開するために，腹膜前面の脂肪を広く切開して，腹膜のみを露出する。切開予定部の上下の脂肪層を，メスの腹で丁寧に切断する（図24）。腹膜を切開する際には，メスをペンホルダー（執筆法）に持ち替えて，メスの先端で腹膜に穴を空ける。小さな穴が空けば，空気が入る（図25）。どんなに癒着があろうとも，絶対に腸管を傷つけないという"強い気持ち"が大切である（図26）。

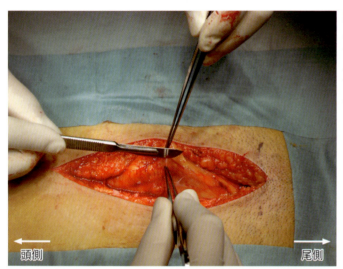

図24●安全な腹膜切開①
腸管損傷を確実に避けて安全に腹膜を切開するためには，腹膜前面の脂肪を広く切開して，腹膜のみを露出する。切開予定部の上下の脂肪層を，メスの腹で丁寧に切断して落としていく。

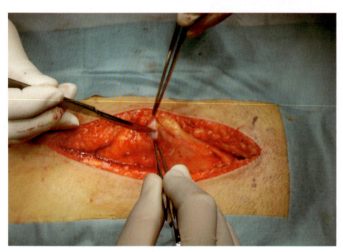

図25●安全な腹膜切開②
腹膜を切開する際には，メスをペンホルダー（執筆法）に持ち替えて，メスの先端で腹膜に小さな穴を空ける。小さな穴が空けば，空気が入り腹膜が一瞬ぷくっと膨張する。

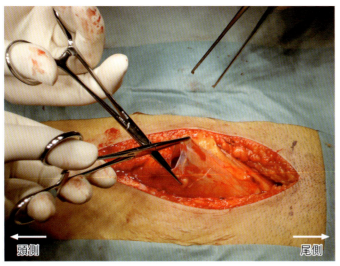

図26● 安全な腹膜切開③
腹腔内癒着の有無を直視により確認しながら，腹膜切開を拡げていく。どんなに癒着があろうとも，絶対に腸管を傷つけないという"強い気持ち"が大切である。この気持ちがあれば，自然に手術に工夫をするようになる。

頭側　尾側

COLUMN　選択的帝王切開のタイミング

　既往帝王切開などの適応で選択的帝王切開を計画する場合，母児双方にとってベストなタイミングを選択する必要があります。複数の大規模調査において，妊娠37～38週に選択的帝王切開で出生した児は，妊娠39週で出生した児と比較して，肺の未熟性に伴う呼吸障害のリスクが高いことが示されました[1]。また，妊娠39週の選択的帝王切開は，妊娠37～38週の選択的帝王切開と比較して，母体死亡や子宮破裂のリスクを増やすことなく，母体合併症を減らすことが示されました[2,3]。これらの成績をもとに，米国産科婦人科学会（ACOG）は，胎児肺成熟の確証が得られた場合を除き，選択的帝王切開を妊娠39週以降に設定するよう推奨しています[4]。児にとっては"The later the better."です。

　一方で，選択的帝王切開を妊娠39週以降に設定すると，待機中に陣痛が発来し緊急帝王切開となる症例が増加することが懸念されます。妊娠39週以前に子宮頸管の熟化を伴う子宮収縮が発来する頻度は，25％近くにのぼるからです[2]。妊娠39週以降に選択的帝王切開を計画した場合，その10～16％に，手術予定日の前に陣痛が発来し，緊急帝王切開が必要になると報告されました[3]。緊急帝王切開の決定から手術開始までの所要時間を定めた明確な基準は存在しませんが，子宮破裂が起きた場合，娩出に30分以上を要した児に重篤な神経学的後遺症が報告されています[5]。

　前置胎盤や癒着胎盤，子宮筋腫核出術，古典的帝王切開の既往といった特別な理由がない限り，選択的帝王切開を妊娠39週以降に設定することは，母児双方にとって有益であるといえそうですが，選択的帝王切開のタイミングを妊娠39週以降に設定するのであれば，自施設内の緊急帝王切開の体制を整備する必要があるかもしれません。

参考文献

1) Tita AT, Landon MB, Spong CY, et al. Timing of elective repeat cesarean delivery at term and neonatal outcomes. N Engl J Med. 2009；360：111-20.
2) Chiossi G, Lai Y, Landon MB, et al. Timing of delivery and adverse outcomes in term singleton repeat cesarean deliveries. Obstet Gynecol. 2013；121：561-9.
3) Tita AT, Lai Y, Landon MB, et al. Timing of elective repeat cesarean delivery at term and maternal perioperative outcomes. Obstet Gynecol. 2011；117：280-6.
4) American College of Obstetricians and Gynecologists. ACOG committee opinion no. 561：Nonmedically indicated early-term deliveries. Obstet Gynecol. 2013；121：911-5.
5) Holmgren C, Scott JR, Porter TF, et al. Uterine rupture with attempted vaginal birth after cesarean delivery：decision-to-delivery time and neonatal outcome. Obstet Gynecol. 2012；119：725-31.

膀胱剥離は常在戦場 ―気持ちは常に前置癒着胎盤―

　膀胱剥離に際して心がけることは，表1の通りである．日ごろの帝王切開の際に，これらを意識して行うことが，前置癒着胎盤（前壁付着）手術のトレーニングとなる．前置癒着胎盤症例の膀胱剥離の際は，膀胱と子宮の境界部を緊張させたときに現れる"蜘蛛の巣"様の結合織を，怒張した異常血管を避けながら焼灼剥離していかなければならない（図27）．凶暴さという点では劣るが，このような血管は前置胎盤でなくても存在している（図28）[1]．せっかくの機会を放棄して，通常の帝王切開時の膀胱剥離を用手的に一瞬で終わらせてしまうのは，実にもったいないと思う．

表1 ■ 膀胱剥離に際して心がけるポイント

①膀胱と子宮の境界部を緊張させると，粗な結合織が"蜘蛛の巣"様に浮き上がってくる．この蜘蛛の巣をモノポーラで焼灼しながら剥離を進める（図27）．
②剥離中に見えてくる血管は絶対に傷つけてはいけない血管だと想定する．

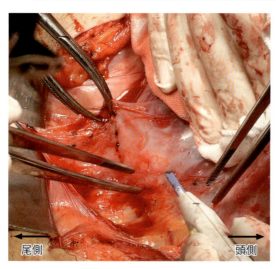

図27 ● 前置癒着胎盤症例の膀胱腹膜剥離
膀胱と子宮の境界部を緊張させると，粗な結合織が"蜘蛛の巣"様に浮き上がってくる．怒張した血管を避けながら，蜘蛛の巣様の結合織をモノポーラで焼灼しながら剥離していく．普段から，すべての患者を前置癒着胎盤であると想定し，表1のポイント①，②を念頭に置きながら膀胱剥離を行いたい．日ごろのトレーニングが，いつか必ず活きてくる．

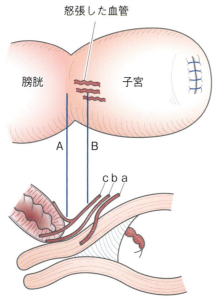

図28 ● 子宮峡部前面（膀胱子宮窩周囲）を縦走する怒張血管
未だ確証はないが，膀胱子宮窩周囲を縦走する怒張血管には3種あるような印象をもっている．aは子宮筋層へ潜り込んでいく血管で，結紮しないで済む可能性が高い．bはそのまま頸管前面へと真っすぐ素直に走る血管であり，これは結紮する必要がある．cは膀胱方面（膀胱の上，あるいは膀胱裏面）へ舞い上がっていってしまう血管で，これを上手く外側（lateral）へずらすことができれば，このc血管も結紮せずに済む可能性がある．ラインBで膀胱剥離を開始すると，a, b, c全部の血管を処理する羽目に陥るが，ラインAから剥離を開始できれば，aとcの一部とを"相手にする"必要がなくなる．

（松原茂樹．分娩管理　前置癒着胎盤のcesarean hysterectomy　手技・縫合法の工夫．周産期医．2013；43：769-786 より改変）

COLUMN　bladder flap を作成するか？

　帝王切開で子宮下部を横切開する高さには，膀胱子宮窩腹膜翻転部の上方を切開する方法と，膀胱子宮窩腹膜を切開し膀胱を下方へ剥離・圧排してできたスペースを切開する方法があります．英語圏では後者の膀胱剥離操作を，「bladder flap を作成する」と表現します．

　bladder flap を作成しないことの最大の利点は，児娩出に要する時間が 1〜2 分短縮することです[1,2]．bladder flap を作成しない場合，比較的高い位置で子宮を切開することになりますが，出血量や術後感染への影響は明らかにされていません．

　一方 bladder flap を作成し，やや下方で子宮を切開することの利点は，膀胱を直接視認できることです．子宮を切開し縫合する一連の操作で，膀胱損傷を併発しないよう留意する必要があります．

　bladder flap を作成すべきか否か，現時点で結論は出ていませんが，子宮摘出に移行する可能性のある症例や，既往帝王切開などの影響で膀胱が子宮のやや上方に偏位している症例では，bladder flap を作成し膀胱との境界をよく確認する必要があります．

参考文献
1) Hohlagschwandtner M, Ruecklinger E, Husslein P, et al. Is the formation of a bladder flap at cesarean necessary? A randomized trial. Obstet Gynecol. 2001；98：1089-92.
2) Tuuli MG, Odibo AO, Fogertey P, et al. Utility of the bladder flap at cesarean delivery：a randomized controlled trial. Obstet Gynecol. 2012；119：815-21.

子宮筋層切開 ― very low から入る意味―

子宮の筋肉が収縮した際に，子宮体部側は退縮するが，頸部側は弛緩したままである（図29）[2]。子宮下部横切開であっても，薄い子宮下部の筋肉組織が，厚い子宮体部側の筋層の中に退縮してしまうため，上下の筋層断端に厚みの差が生まれることは解消できない[3]（図30）。

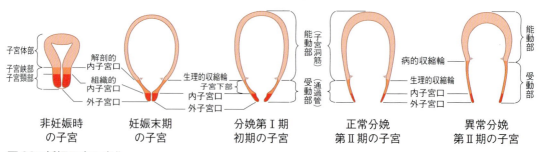

図29●妊娠子宮の変化
子宮の筋肉が収縮した際に，子宮体部側は退縮するが，頸部側は弛緩したままである。
（Cunningham FG, Leveno KJ, Bloom SL, et al. Physiology of Labor. In: Williams Obstetrics. 24th ed, p413, McGraw-Hill, New York, 2014 より改変）

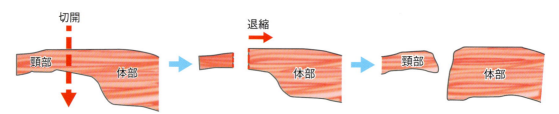

図30●子宮下部横切開（low incision）での子宮筋の変化
体部から離れた子宮下部で切開した場合には，筋層断端の上縁も下縁も薄いはずだが，実際には上縁が厚く，下縁が薄くなる。この理由は，薄い子宮下部の筋肉組織が，厚い子宮体の筋層の中に退縮するからである。遠藤は，その著書の中で「子宮下部横切開であっても，上下の筋層断端に厚みの差が生まれることは解消できない」と記した[3]。

しかしながら，子宮下部横切開よりもさらに低い位置で切開すると（very low incision），上下筋層の厚みにはほとんど差がみられなくなる（図31〜32）。また，摘出子宮を用いて，既往帝切創の肉眼所見と切開部位との関連をみると，子宮峡部の低いレベルでの切開の方が，癒合不全が起きにくいという成績となった（表2）[4]。筆者らは，筋層切開創を正しく縫合し，癒合不全を防止するために，子宮峡部の下部から最下部にかけてのvery low incisionを基本術式としている。

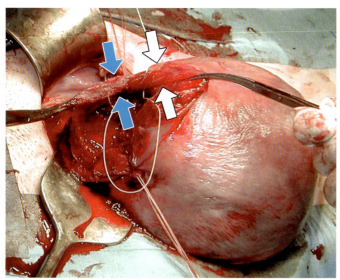

図31●筆者らが行うvery low incision
⇨：子宮体部側の筋層断端
➡：子宮頸部側の筋層断端
子宮下部横切開よりも，さらに低い位置で切開すると，上下筋層の厚みの差はほとんどみられなくなる。

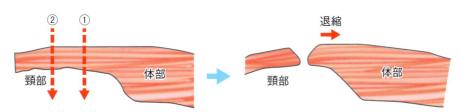

図32●very low incisionの子宮筋の変化
子宮下部横切開（①）よりもさらに低い位置で切開を行うと（②），子宮下部の筋肉組織が多少子宮体部の筋層の中に退縮しても，上下の筋層断端の厚みの差は少なくなる。

表2■摘出子宮における既往帝切創の肉眼所見と切開部位との関係

			肉眼的所見		
			正　常	瘢痕組織	離　解
切開部位	峡部（30）	上部（6）	2	2	2
		中部（12）	9	2	1
		下部（12）	10	2	
	頸管（2）		2		

摘出した子宮標本を用いて，既往帝切創の切開の高さと癒合不全との関連をみると，子宮峡部の低いレベルでの切開の方が，癒合不全が起きにくいという結果となった。（数字はいずれも症例数を表す）

大切な目印 ─子宮筋層マーキングの有用性─

　筆者らは，子宮筋層の切開線を正確にイメージするために切開予定線をマーキングしている。手術用の皮膚マーカーでは，濡れた子宮表面にマーキングするのが難しいため，ピオクタニンブルーを綿棒に浸して使用している（図33）。切開予定部を，ピオクタニンブルーで幅広くマーキングし，その中央をメスで切開する（図34〜35）。この子宮筋層へのマーキングにより，切開を加えたときの筋層の変化をはっきりと目視することができる。切開時の筋層の変化，子宮体部側と頸部側の厚みの差を意識することによって，縫合時に上下の筋層断面を正しく合わせることが可能となる。

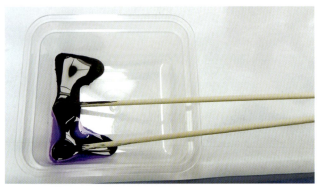

図33●ピオクタニンブルー
マーキングには，手術用の皮膚マーカーもしくはピオクタニンブルーを使用する。子宮の表面が濡れていると皮膚マーカーでマーキングするのが難しい。そのため，最近はピオクタニンブルーを多用している。

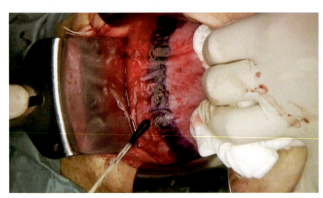

図34●ピオクタニンブルーでのマーキング①
切開予定部を，綿棒に浸したピオクタニンブルーで幅広くマーキングする。

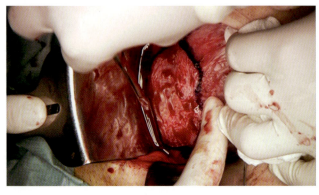

図35●ピオクタニンブルーでのマーキング②
マーキングしたラインの中央をメスで切開する。このマーキングにより，切開を加えたときの筋層の変化を正しくイメージすることができる。メスが加わる度に，特に頸部方向の筋層が開いていく様を目視できる。このような筋層の変化を知ることにより，上下の筋層断面を正しく縫合することが可能となる。

子宮筋層切開① ―大胆に―

子宮筋層切開時にしばしばみかけるのは，狭い視野のまま，実に窮屈に手術を進めている姿である。子宮筋層切開の最初の一切りが短いと，卵膜に達する頃には，井戸の底を覗き込むような深い位置，狭い視野での手術操作となる（図36a）。特に厚い子宮筋層を切開するときには，やりにくさが顕著となる。最初の一切りを幅広く（長く）入れることで，浅い位置，広い視野での筋層切開が可能となる（図36b）。子宮筋層の最初の一切りは大胆に幅広く（長く），6 cm以上の切開長が望ましい（図36c）。子宮筋を掘り進めるような手術は控えたい。

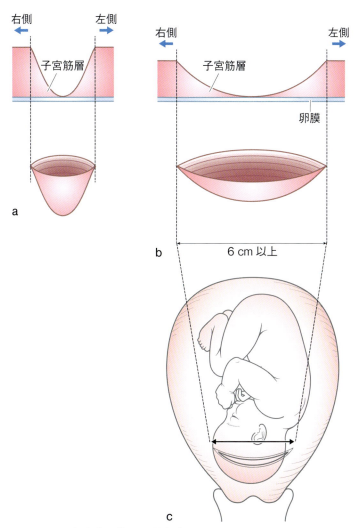

図36●子宮筋層にメスを入れたときの術野の見え方
a：子宮筋層切開の最初の一切りを短くすると，井戸の底を覗くような視野で筋層切開を進めることになる。
b：浅い位置で筋層切開を進めるためには，最初の一切りの切開長を6 cm以上としたい。
c：子宮筋層の最初の一切りは大胆に幅広く（長く），6 cm以上の切開長が望ましい。

子宮筋層切開②─0.5 mm下の胎児の顔を思い浮かべて繊細に─

　子宮筋層直下には，大切な胎児の顔がある．子宮筋層の切開が進み，卵膜に近づいてきたら，薄紙を剝ぐようにメスを走らせる．子宮筋切開創から卵膜が膨隆することを確認した後に，破膜して児を娩出するという手順を確実に踏む（**図37**）．

　筋層切開の際に勢い余って卵膜を破り破水させてしまう，このような経験は誰にでもあるかと思う．しかし，ここであえて，"意図しない破水は一生の恥である"と記したい．どんなに急いでいる緊急帝王切開であっても，胎児をメスで傷つけるようなことがあってはならない．確実に卵膜を露出させてから破膜するという手順を踏めば，胎児をメスで傷つけることは"絶対に"ない．

　①子宮筋層の厚み，②胎位・胎向，③胎盤の位置，④羊水量，これらの情報があれば，術者は，子宮筋層を切開し羊水腔に到達するまでの流れを十分にイメージすることができる．これらの評価にかかる時間は，超音波検査で2分弱である．大切な患者のために，自分自身のために，この2分を惜しまない癖をつけてほしい[5]．

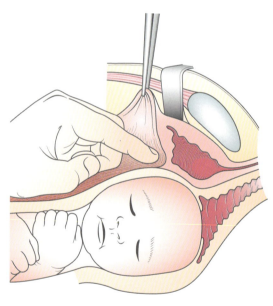

図37●子宮筋層直下の状態
子宮筋層直下には大切な胎児の顔がある．子宮筋層の切開が進んで，卵膜に近づいてきたら，薄紙を剝ぐようにメスを走らせる．子宮筋切開創から卵膜が膨隆することを確認した後に，破膜して児を娩出する．卵膜を露出させた後に破膜するという手順を確実に踏めば，胎児をメスで傷つけることは絶対にない．羊水過小の帝王切開でも，破水後の帝王切開でも，またそれがどんなに急いでいる緊急帝王切開であっても，胎児をメスで傷つけるようなことがあってはならない．

胎児娩出 ―"速ければ良い"は間違い―

手術全般にいえることだが,"速ければ良い"は大きな間違いである。なによりも優先されるべきは母児の安全であり,安全を確保したうえで速さを目指すべきである。

出生前の胎児の肺胞は肺水(lung fluid)で満たされている。出生直後にこの肺水が取り除かれ,空気と置き換わることにより,初めて新生児は正常な呼吸ができるようになる。経腟分娩で出生する児は,産道を通る間に肺胞内の肺水が絞り出される。帝王切開においては,流れるような動作での児の娩出はかえってマイナスとなることを知ってほしい[6-9]。

帝王切開のときには,あえてゆっくりと産ませよう。胸部を軽く圧迫しながら,ゆっくりと児を娩出する。適度のストレスを与えて経腟分娩に近い状態で娩出させることが,出生後の呼吸障害抑制につながる[10](図38)。

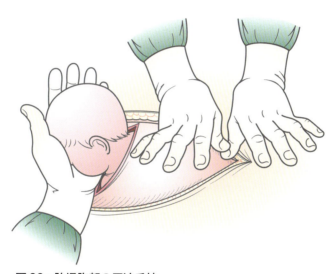

図38●胎児胸部の圧迫手技
出生前の胎児の肺胞は肺水(lung fluid)で満たされている。出生直後にこの肺水が取り除かれ,空気と置き換わって,初めて新生児は正常な呼吸ができるようになる。経腟分娩で出生する児は,産道をゆっくりと通る間に,肺胞内の肺水が絞り出されている。帝王切開で児を娩出する際には,胸部を軽く圧迫しながら,ゆっくりと児を娩出しよう。適度のストレスを与えながら経腟分娩に近い状態で娩出させることが,出生後の呼吸障害(新生児一過性多呼吸など)の抑制につながる。

胎盤娩出 ―自然に委ねることの大切さ―

　胎盤を剥離する際は，用手剥離を行わない．臍帯を軽く牽引しながら自然に剥脱させる．胎盤娩出を自然に委ねることにより，子宮内膜炎のリスクが40%軽減され，術中出血量が94 mL減少したとの報告がある[11-13]．胎盤剥離兆候がみられなければ，用手剥離を行う前に術中超音波検査により癒着胎盤の有無を検索する（図39）．術中超音波検査により穿通胎盤を示唆する所見を認めた場合は，二期的待機療法により子宮温存を図ることも選択肢の一つである[14]．胎盤娩出は自然に委ね，不用意な用手剥離は慎みたい．

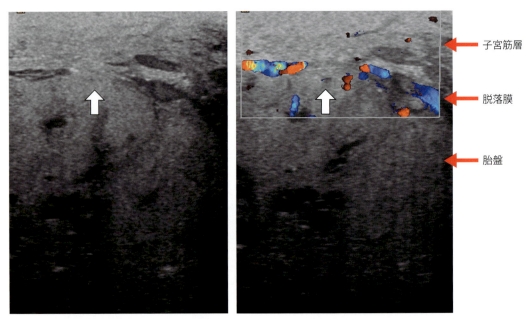

図39●術中超音波検査による胎盤の観察
術中超音波検査により，胎盤と子宮筋層の間にある脱落膜を詳細に観察することができる．左図の脱落膜が途絶している部位（⇨）では，脱落膜直下の胎盤血流も途絶していた（右図）．不用意な用手剥離は慎むべきで，胎盤剥離兆候がみられない場合は，用手剥離を行う前に術中超音波検査を行い，癒着胎盤の有無を確認する．

（長崎大学 増崎英明先生，吉田敦先生よりご提供）

子宮筋層縫合① —アンバランスな子宮筋—

子宮下部（下節）横切開で子宮筋層を切開したときの子宮筋層の開き方をもう一度確認しよう（図40, 41）。胎児や羊水で緊張する子宮筋にメスを当てたときに，上縁と下縁が同じ厚さ・同じ張力で開くことはない（図41a）。必ずメスが加わる度に，特に頸部方向の筋層が開いていく（図41b）。

誤ったイメージが頭の中にある限り，子宮筋層を正しく縫合することはできない。誤ったイメージで縫合すると，縫合後に接する筋層の面積は少なくなり，術後の筋層の菲薄化につながる（図42）。帝王切開は究極の妊孕能温存手術である。元通りの子宮に戻すための第一歩は，切開を加えたときの筋層の変化を頭に焼きつけることにある。

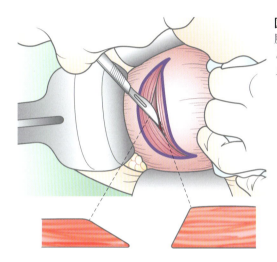

図40● 子宮下部（下節）横切開時の子宮筋層の開き方
胎児や羊水で緊張する子宮筋を切開するときに，上縁と下縁が同じ厚さ・同じ張力で開くことはない。必ずメスが加わる度に，特に頸部方向の筋層が開いていく。

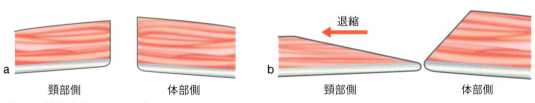

図41● 筋層変化のイメージ
a："誤った"イメージ。子宮下部（下節）横切開で子宮筋を切開するときに，上縁と下縁が同じ厚さで開くことはない。
b："正しい"イメージ。子宮筋を切開するときは，メスが加わる度に，特に頸部方向の筋層が開いていく。

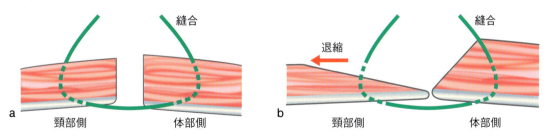

図42● 誤ったイメージでの縫合
aのように誤ったイメージをもったまま子宮筋層を縫合しても，正しく縫合することはできない。このような場合，縫合後に接する筋層の面積は少なくなり，筋層は菲薄化していく（b）。

子宮筋層縫合② ―効いてくる目印―

　子宮筋層マーキングによって，子宮筋層に切開を加えたときの筋層の変化を目視することができる．筋層縫合時には，このラインを目印にする（図43）．切開を加えたときの筋層の変化を正しくイメージし，子宮体部側と頸部側の厚みの差を意識することによって，上下の筋層断面を正しく合わせていく（図44）．

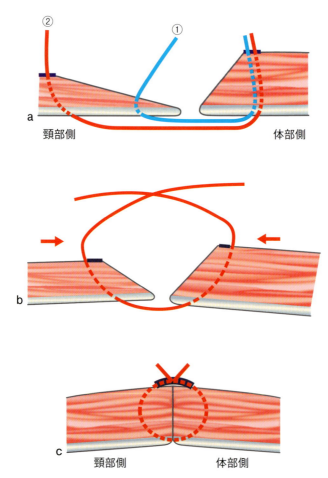

図43●正しい子宮筋層縫合
a：誤ったイメージを持ったまま子宮筋層を縫合しても，正しい縫合は出来ない（①）．頸部側を幅広く拾うことにより，上下の断面を正しく合わせることが可能となる（②）．その際に子宮筋層のマーキングは有用で，どこに針を入れて，どこに針を出せばよいかが一目瞭然となる．
b：子宮筋層マーキングのラインを目印にすれば，上下の断面を容易に正しく合わせることができる．
c：上下の筋層断面を正しく縫合すれば，単結節一層縫合で必要十分である．

III 通常の帝王切開のポイント

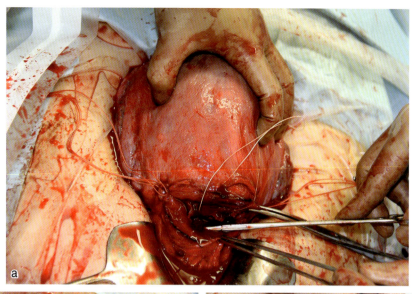

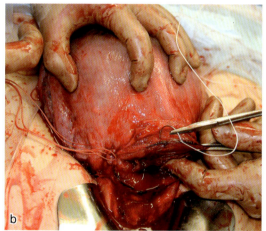

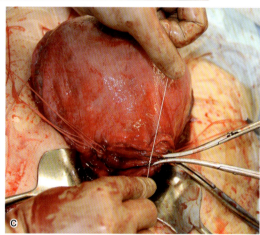

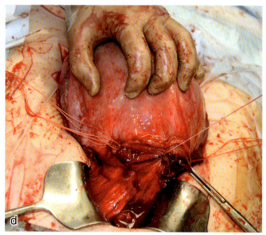

図44●子宮筋層マーキングを目印にした子宮筋層縫合の実際（a→b→c→d）
a, b：子宮筋層マーキングを目印に，上下の筋層断面を合わせていく．
c, d：単結節一層縫合．

子宮筋切開創の縫合の最適解は？

　Dahlkeらは，挙児希望がない症例の子宮筋切開創縫合には，一層連続縫合を推奨した[13]。その理由として，出血量が少なくなることや，手術時間が短くなることを挙げた。一方で，2014年のCochrane Review[15]や，CORONISトライアル[16,17]では，「各々の手技が及ぼす長期的な影響（将来の子宮破裂などへの影響）が明らかになるまで，術者は，好んで用いてきた術式で帝王切開を行えばよい」と結論づけられた[15]。

　炭竈らの行った症例対照研究では，帝切既往のある前置胎盤症例を対象に，「癒着胎盤であったケース」と「そうでなかったケース」で，前回帝切時の縫合法が検討された。その結果，一層縫合と二層縫合では癒着胎盤の発生頻度に差を認めなかったが，連続縫合では，単結節縫合に比べて癒着胎盤の頻度が高くなっていた[18]。

　連続縫合では，縫合面に大きな"よじれ"が生じるが，単結節縫合にはこれが少ない（図45）。また連続縫合は，針の刺入部の間を斜めに縫合糸が横切るため，血流障害に陥りやすい（図46）。このように，創の捻れと血流障害は，創の癒合不全ひいては，癒着胎盤の発生につながるおそれがある。筆者らは，very low incisionにより生じたそれほど厚みのない筋層に二層縫合が必要とは思えないという理由から，単結節一層縫合を基本術式としてきた。正しい縫合を心がければ，二層目の連続縫合は有害でさえあると考えている[19]。

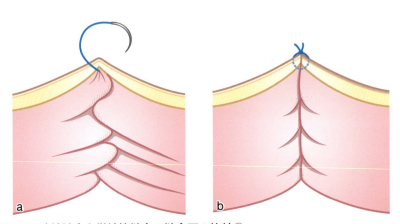

図45●連続縫合と単結節縫合の縫合面の比較①
a：連続縫合，b：単結節縫合
連続縫合では，縫合面に大きな"よじれ"が生じるが，単結節縫合には少ない。

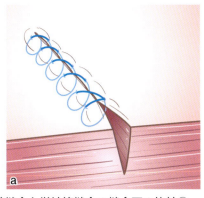 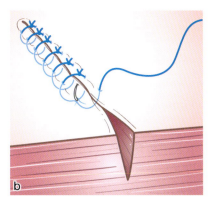

図46● 連続縫合と単結節縫合の縫合面の比較②
a：連続縫合，b：単結節縫合
連続縫合は，針の刺入部の間を斜めに縫合糸が横切るため，血流障害に陥りやすい。血流障害を起こした創は壊死に陥り，将来的に瘢痕治癒に至る。

> **COLUMN　子宮筋切開創の縫合法**
>
> 　子宮筋切開創の縫合法について，これまで多くの検討がなされてきましたが，未だ結論は出ていません[1]。
>
> 　まず連続縫合と単結節縫合の比較ですが，両者の優劣を明確に示したエビデンスは存在しません。縫合に要する時間を短縮できることから，現状では連続縫合が好まれているようです。連続縫合の際に止血を兼ねてロックをかける方法（インターロッキング縫合）は，このロックにより血流が阻害されるため，縫合創が菲薄化し次回妊娠時に子宮創の離開や子宮破裂のリスクが高まる可能性が指摘されています[2]。
>
> 　次に二層縫合と一層縫合の比較ですが，例えば縦切開などにより創部の筋層が厚い場合は二層縫合を選択するでしょうし，児頭が下降し，かなり伸展した子宮下節を切開した場合は一層縫合を選択するでしょう。通常の帝王切開において両者を比較した場合，一層縫合で手術時間を6分短縮できる以外は，創感染・子宮内膜炎・出血量といった短期予後項目において，有意な差を認めませんでした[2]。ただし，分娩後に超音波検査で子宮筋層縫合部を観察すると，一層縫合では二層縫合と比べて筋層が平均2.6 mm 薄くなっていたとの報告があります[2]。また，次回妊娠時の帝王切開の際に前回縫合創に筋層離開を認めたケースは，二層縫合2.9% vs. 一層縫合4.8% と，有意差はないものの一層縫合で多い傾向にありました[2]。
>
> 　脱落膜を含めて筋層を大きく縫合するべきか，脱落膜を拾わずに筋層のみを縫合するべきか，という点にも議論があります。一層連続縫合では，脱落膜を含めて筋層を大きく縫合する方が，縫合創が菲薄化するリスクは低下しました[3]。一方，二層連続縫合では，脱落膜を拾わずに筋層のみを縫合した方が，産後の子宮筋層は厚いと報告されました[4]。
>
> 　子宮筋切開創の縫合法について結論めいたことはいえそうにありませんが，上下の切開創を丁寧に合わせて縫合することの重要性は変わりません。
>
> **参考文献**
> 1) Dodd JM, Anderson ER, Gates S, et al. Surgical techniques for uterine incision and uterine closure at the time of caesarean section. Cochrane Database Syst Rev. 2014：CD004732.
> 2) Roberge S, Demers S, Berghella V, et al. Impact of single- vs double-layer closure on adverse outcomes and uterine scar defect：a systematic review and meta-analysis. Am J Obstet Gynecol. 2014；211：453-60.
> 3) Yazicioglu F, Gökdogan A, Kelekci S, et al. Incomplete healing of the uterine incision after caesarean section：Is it preventable? Eur J Obstet Gynecol Reprod Biol. 2006；124：32-6.
> 4) Roberge S, Demers S, Girard M, et al. Impact of uterine closure on residual myometrial thickness after cesarean：a randomized controlled trial. Am J Obstet Gynecol. 2016；214：507.e1-6.

子宮筋切開創の縫合法 ―二層縫合の利点―

　私たちの提唱する単結節一層縫合は，創面を正しく合わせることが前提である。しかしながら，経験の浅い術者の場合は，厚くなった脱落膜を子宮筋層と見誤るなどして，不十分な縫合になることがある（図47）。このようにして一層目が不十分な縫合になった場合に，二層縫合は有用である（図48）。

　また，高い位置で筋層切開を行った場合などは，厚い筋層を一層で寄せようとすると，結紮した縫合糸により子宮筋層が裂けてしまうことがある（図49）。このような場合は，部分的に二層縫合にすることにより，子宮の全層を無理なく合わせるとよい。

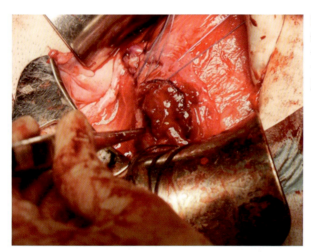

図47●厚い脱落膜
経験の浅い術者の場合，厚くなった脱落膜を子宮筋層と見誤るなどすることがある。鑷子で把持しているのは，子宮筋層ではなく脱落膜である。

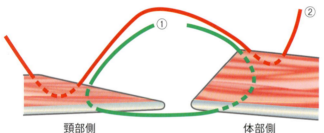

図48●二層縫合の利点①
一層目が不十分な縫合（①）になった場合でも，二層目の縫合（②）で立て直すことができる。

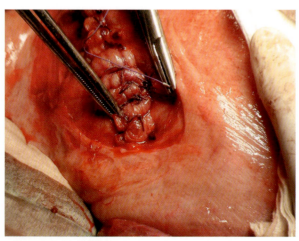

図49●二層縫合の利点②
厚い子宮筋層を縫合する際に筋層を無理に寄せようとすると，結紮した縫合糸により子宮筋層が裂けることがある。「針穴から血が出た」というときは，このように「裂けた筋層から出血している」こともある。高い位置で筋層切開を行った場合などは，部分的に二層縫合にすることにより，子宮の全層を無理なく合わせることができる。

膀胱子宮窩腹膜縫合の意義

　日本産婦人科手術学会によると，約3分の1の施設が帝王切開時に膀胱子宮窩腹膜を縫合していないという（表3）[20]。一方Dahlkeらは，膀胱子宮窩腹膜を縫合しない場合，腹腔内癒着の発症リスクが増加するという研究結果（OR, 4.69; 95%CI, 3.32-6.62）[21]に基づき，膀胱子宮窩腹膜は縫合するべきだと述べた（推奨グレードC）[13]。しかしながら，膀胱子宮窩腹膜を閉じないことで，術後の発熱の減少，手術時間の短縮，入院期間の短縮につながるという報告もあるため，推奨グレードは"C"に留まった[13, 22-24]。

　筆者らは，膀胱子宮窩腹膜を縫合している。すべての臓器，すべての組織を元通りにするという考えが根本にあるからである。膀胱子宮窩腹膜を縫合すると，膀胱が次第に頭側に吊り上がっていく，だから縫合しないという意見がある。この現象は，子宮筋層縫合部の創傷治癒過程で生じた炎症を膀胱子宮窩腹膜が覆いにいっているためだと思われる[22]。腹膜による自然な創傷治療機転を嫌い膀胱子宮窩腹膜を縫合しないというのは，本末転倒ではないかと思う。

　1912年に，子宮下部縦切開法を発表したKrönigが強調したこの術式の利点の一つは，「子宮筋層縫合部を再び膀胱子宮窩腹膜で覆うことで，術後の悪露の腹腔内への流入を防ぐ」ことであった[25]。帝王切開の歴史は，"帝王切開のリスクから母体を護ろう"とする努力の歴史である。なぜKrönigがこの点を強調したのか，先人の努力に思いを巡らせたい。

表3■各婦人科手術の腹膜縫合実施率

	する	しない	手術未実施未回答	手術実施施設数	手術実施施設における腹膜縫合実施率
単純子宮摘出術時の骨盤腹膜縫合	219	134	1	354	62.0%
広汎子宮摘出術時の骨盤腹膜縫合	121	220	13	341	35.4%
傍大動脈リンパ節郭清時の腹膜縫合	171	158	25	329	52.0%
帝王切開術時の膀胱腹膜縫合	231	111	12	342	67.5%
開腹手術時の腹壁腹膜縫合	322	28	4	350	92.0%

癒着防止材の使用について考える

　帝王切開は世界で最も多く施行されている外科手術であり，帝王切開による癒着形成をいかに防ぐかは，避けては通れないテーマである。以下に示すのは，2回の帝切既往のある症例のMRIである（図50）。子宮前面に腸管がべったりと癒着しており，子宮漿膜面の所見から癒着胎盤と考えられた。子宮底部横切開法で児を娩出した後に子宮摘出を行ったが，術中総出血量は3,800 gを超えた[26]。私たちには，このような症例を作り出さないために何をすべきか，真剣に考える責務がある。

　癒着防止策の一つとして，癒着防止材の使用が挙げられる。わが国ではセプラフィルム®（科研製薬株式会社，図51〜53）やインターシード®（Johnson & Johnson K.K., 図54, 55）などが

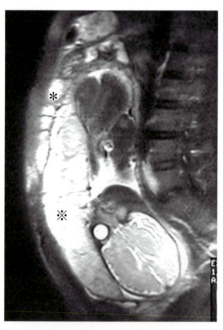

図50● 2回の帝切既往のある症例のMRI
＊：腸管
※：胎盤
子宮前面には腸管が広くべったりと癒着している。さらには，子宮漿膜面の所見から癒着胎盤が疑われた。子宮底部横切開法で児を娩出した後に子宮摘出を行ったが，術中総出血量は3,800 gを超えた。

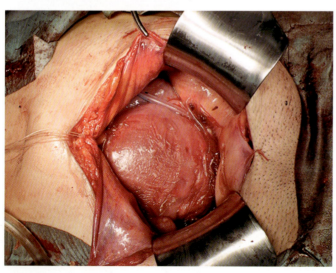

図51● セプラフィルム®貼付例①
膀胱子宮窩にドレーンを挿入し膀胱子宮窩腹膜を縫合した後にセプラフィルム®を貼付した。

使用可能であり，両者とも，骨盤内手術において癒着形成を軽減するというエビデンスが存在する[27-29)]。セプラフィルム®は，生体吸収性のヒアルロン酸ナトリウムとカルボキシメチルセルロースからなる透明のフィルム状の合成吸収性癒着防止材である。貼付後24～48時間以内に水和したゲル状になり，損傷を受けた組織とその周辺の組織を物理的に隔離することで癒着を防止する。インターシード®は植物由来の酸化再生セルロースからなる類白色の布状シートである。体内に埋植後6～8時間でゲル化が始まり，フィブリンの交通を遮断することにより，癒着形成を防止する。

「帝王切開とは，2つの生命，すなわち目の前の母児を助けるために行う緊急避難手術であるが，次の子を，後々の母を，そして将来我々自身を苦しめる可能性があることを忘れてはいけない」これは，帝王切開瘢痕症候群という疾患概念を提唱した村上の言葉である。この問題提起に対してどのような答えを準備するのか，産婦人科医としての覚悟が問われている。

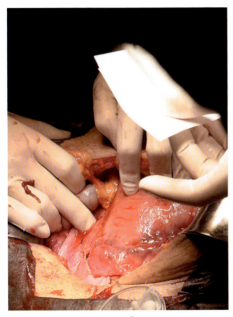

図52●セプラフィルム®貼付例②
子宮下部横切開法施行時に，セプラフィルムハーフサイズ（12.7 cm×7.35 cm）を貼付した。

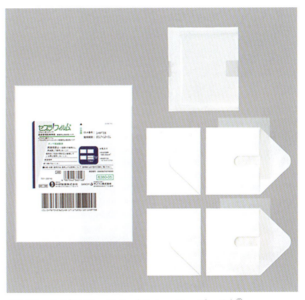

図53●セプラフィルム（クォーターパック）®
セプラフィルム®は接着性が強い。そのため，狭い部位への貼付に，しばしば手間取ることがあった。クォーターパック（クォーターサイズ7.35 cm×6.35 cm，4枚入り）は貼付を助ける工夫が製剤に施されており，狭い部位や深い部位にも比較的容易に貼付することができる。

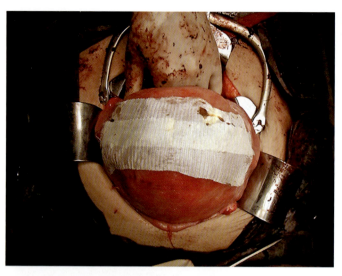

図54●インターシード®貼付例①
子宮底部横切開法施行時にインターシード®レギュラーサイズ（7.6 cm×10.2 cm）を貼付した。

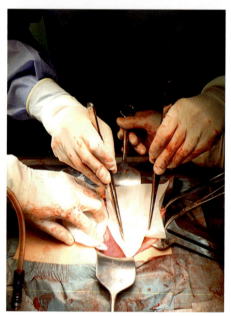

図55●インターシード®貼付例②
子宮下部横切開法施行時にインターシード®ラージサイズ（12.7 cm×15.2 cm）を貼付した。子宮筋層切開部位を含めて子宮前壁全面を1枚で覆うことができる。

COLUMN　臍帯結紮と胎盤娩出法

　正期産では，児を娩出してから臍帯結紮までの時間を1分遅らせることで，児に胎盤血が約80 mL 流入するといわれています。しかしながら，正期産児に対して臍帯結紮を遅らせることは，血中ヘモグロビン・血清鉄が上昇するメリットが，新生児黄疸を発症し光線療法が行われるデメリットにより相殺されてしまうため，必ずしも推奨されません[1]。ただし，光線療法を必要とするような新生児黄疸症例の増加はわずかであるため，正期産児においても，臍帯結紮を遅らせるべきであるとした報告もあります[2]。

　早産児に対しては，臍帯結紮を30秒～1分遅らせることが推奨されています[3]。その理由は，①貧血・壊死性腸炎・脳室内出血が有意に減少する，②高ビリルビン値を呈したとしても光線療法の頻度は増加しない，③蘇生のスタートが30秒～1分遅れてもアプガースコアや体温に影響しないからです[4]。

　早産児では臍帯のミルキングがしばしば行われますが，その有用性には議論が分かれます。在胎33週未満の早産児に臍帯ミルキングを行うと，酸素投与から早期に離脱できる可能性が報告されています。一方で，新生児死亡や高度貧血・低血圧・脳室内出血・壊死性腸炎の頻度は変わらないとされています[5]。

　胎盤娩出には，胎盤付着面を用手的に剝離する方法と，臍帯を牽引しながら自然剝離を待機する方法があります。このうち用手剝離法では術中出血量が増加し，術後の子宮内膜炎の頻度も上昇することから，現在では自然剝離を待つことが推奨されます[6]。胎盤娩出前に手袋を交換しても，子宮内膜炎の頻度は変わらないようです。

参考文献

1) McDonald SJ, Middleton P, Dowswell T, et al. Effect of timing of umbilical cord clamping of term infants on maternal and neonatal outcomes. Cochrane Database Syst Rev. 2013：CD004074.
2) American College of Obstetricians and Gynecologists. ACOG committee opinion no.684：Delayed umbilical cord clamping after birth. Obstet Gynecol. 2017；129：e5-10.
3) American College of Obstetricians and Gynecologists. ACOG committee opinion no.543：Timing of umbilical cord clamping after birth. Obstet Gynecol. 2012；120：1522-6.
4) Rabe H, Diaz-Rossello JL, Duley L, et al. Effect of timing of umbilical cord clamping and other strategies to influence placental transfusion at preterm birth on maternal and infant outcomes. Cochrane Database Syst Rev. 2012：CD003248.
5) Al-Wassia H, Shah PS. Efficacy and safety of umbilical cord milking at birth：a systematic review and meta-analysis. JAMA Pediatr. 2015；169：18-25.
6) Anorlu RI, Maholwana B, Hofmeyr GJ. Methods of delivering the placenta at caesarean section. Cochrane Database Syst Rev. 2008：CD004737.

閉腹操作 —すべての臓器，すべての組織を元あった形に戻す—

　帝王切開は，妊娠前の臓器・組織がそのまま残される手術である。手術の最後には，すべての臓器，すべての組織を元あった形に戻すことが原則である。

　壁側腹膜は壁側腹膜同士，横筋筋膜は横筋筋膜同士，腹直筋鞘後葉は後葉同士，腹直筋鞘前葉は前葉同士，皮下組織は皮下組織同士，皮膚は皮膚同士を，それぞれ縫合する。すべての臓器，すべての組織を元の形に戻す。本章の開腹操作の項（8ページ参照）で,「どちらの縫合が安全か」と問いかけた（図56）が，図57に示すように，すべてを元に戻す閉腹操作を心がければ，どちらも安全だと自信を持っていえるはずである。

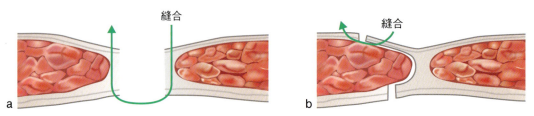

図56●縫合法の比較
a：中央切開の場合
b：端での切開の場合の，誤った縫合法
腹直筋鞘が正中で切開された場合と，端で切開された場合の縫合の様子。どちらの縫合が安全だろうか。

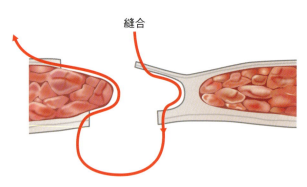

図57●閉腹操作の原則
　　（端で切開した場合の正しい縫合法）
腹直筋鞘前葉は前葉同士を，腹直筋鞘後葉は後葉同士を縫合する。すべての臓器，すべての組織を元あった形に戻すことが閉腹操作の原則である。

IV おわりに

双胎妊娠や骨盤位妊娠での帝王切開が一般的なものとなり，TOLAC（trial of labor after cesarean section）の施行率が下がった現在においては，帝切率の減少は望めない。帝切率が上昇すれば，術中，術後に様々なトラブルが起きる可能性が高くなり，次回妊娠時の前置胎盤，癒着胎盤，子宮破裂の頻度も高くなる。

CORONISトライアルにおいて検討された帝切手技は，すべてが等しく安全であるとされた[17,18]。この結論をして帝王切開を，何をどう工夫しても変わらない手術と捉えるべきではない。手術手技そのものの議論にとどまらず，その手技をなぜ用いるか，どう用いるかが今後は問われていくだろう[30]。帝王切開は世界で最も多く施行されている外科手術である。先人たちの工夫と覚悟を知り，「手術手技の背景にある"なぜ"」に触れ，帝王切開の未来を切り開いてほしい。

参考文献

1) 松原茂樹．分娩管理　前置癒着胎盤のcesarean hysterectomy　手技・縫合法の工夫．周産期医．2013；43：769-86．
2) Cunningham FG, Leveno KJ, Bloom SL, et al. Physiology of Labor. In：Williams Obstetrics. 24th ed, p413, McGraw-Hill, New York, 2014.
3) 遠藤幸三．実地婦人科手術　改訂第3版．p256，金原出版株式会社，1992．
4) Shukunami K, Orisaka M, Nishijima K, et al. A very low transverse uterine incision. Eur J Obstet Gynecol Reprod Biol. 2006；126：269-70.
5) Nishijima K, Shukunami K, Kotsuji F. Accidental fetal lacerations during cesarean delivery：Experience in an Italian level III university hospital. Am J Obstet Gynecol. 2005；193：897-8.
6) Morrison JJ, Rennie JM, Milton PJ. Neonatal respiratory morbidity and mode of delivery at term：influence of timing of elective caesarean section. Br J Obstet Gynaecol. 1995；102：101-6.
7) Zanardo V, Simbi AK, Franzoi M, et al. Neonatal respiratory morbidity risk and mode of delivery at term：influence of timing of elective caesarean delivery. Acta Paediatr. 2004；93：643-7.
8) Parilla BV, Dooley SL, Jansen RD, et al. Iatrogenic respiratory distress syndrome following elective repeat cesarean delivery. Obstet Gynecol. 1993；81：392-5.
9) 平野慎也．新生児一過性多呼吸．Neona Care．2010；23：358-63．
10) 杉本充弘．帝王切開術．日産婦会誌．2005；57：N424-7．
11) Anorlu RI, Maholwana B, Hofmeyr GJ. Methods of delivering the placenta at caesarean section. Cochrane Database Syst Rev. 2008：CD004737.
12) Lasley DS, Eblen A, Yancey MK, et al. The effect of placental removal method on the incidence of postcesarean infections. Am J Obstet Gynecol. 1997；176：1250-4.
13) Dahlke JD, Mendez-Figueroa H, Rouse DJ, et al. Evidence-based surgery for cesarean delivery：an updated systematic review. Am J Obstet Gynecol. 2013；209：294-306.
14) Ueda Y, Kondoh E, Kakui K, et al. Serial magnetic resonance imaging of placenta percreta with bladder involvement during pregnancy and postpartum：a case report. J Obstet Gynaecol Res. 2013；39：359-63.
15) Dodd JM, Anderson ER, Gates S, et al. Surgical techniques for uterine incision and uterine closure at the time of caesarean section. Cochrane Database Syst Rev. 2014：CD004732.
16) CORONIS Collaborative Group., Abalos E, Addo V, Brocklehurst P, et al. Caesarean section surgical techniques (CORONIS)：a fractional, factorial, unmasked, randomised controlled trial. Lancet. 2013；382：234-48.
17) CORONIS Collaborative Group., Abalos E, Addo V, Brocklehurst P, et al. Caesarean section surgical techniques：3 year follow-up of the CORONIS fractional, factorial, unmasked, randomised controlled trial. Lancet. 2016；388：62-72.
18) Sumigama S, Sugiyama C, Kotani T, et al. Uterine sutures at prior caesarean section and placenta accreta in subsequent pregnancy：a case-control study. BJOG. 2014；121：866-75.
19) 遠藤幸三．腹式帝王切開における子宮切開創の1層縫合法．産婦治療．1972；24：494-7．
20) 平松祐司，増山寿，正岡直樹，他．開腹手術時の腹膜縫合に関する全国調査．産婦手術．2009；20：125-9．
21) Shi Z, Ma L, Yang Y, et al. Adhesion formation after previous caesarean section-a meta-analysis and systematic review. BJOG. 2011；118：410-22.
22) Kapustian V, Anteby EY, Gdalevich M, et al. Effect of closure versus nonclosure of peritoneum at cesarean section on adhesions：a prospective randomized study. Am J Obstet Gynecol. 2012；206：56.e1-4.
23) Komoto Y, Shimoya K, Shimizu T, et al. Prospective study of non-closure or closure of the peritoneum at cesarean delivery in 124 women：Impact of prior peritoneal closure at primary cesarean on the interval time between first cesarean section and the next pregnancy and significant adhesion at second cesarean. J Obstet Gynaecol Res. 2006；32：396-402.
24) Bamigboye AA, Hofmeyr GJ. Closure versus non-closure of the peritoneum at caesarean section：short- and

long-term outcomes. Cochrane Database Syst Rev. 2014；CD000163.
25) Krönig B. Der Kaiserschnitt. In：Operative Gynäkologie, 3rd ed, Döderlein A, Krönig B（eds），Thieme, Leipzig, 1912, pp879-86.
26) Shukunami K, Hattori K, Nishijima K, et al. Transverse fundal uterine incision in a patient with placenta increta. J Matern Fetal Neonatal Med. 2004；16：355-6.
27) ten Broek RP, Stommel MW, Strik C, et al. Benefits and harms of adhesion barriers for abdominal surgery：a systematic review and meta-analysis. Lancet. 2014；383：48-59.
28) Ahmad G, O'Flynn H, Hindocha A, et al. Barrier agents for adhesion prevention after gynaecological surgery. Cochrane Database Syst Rev. 2015：CD000475.
29) Bates GW Jr, Shomento S. Adhesion prevention in patients with multiple cesarean deliveries. Am J Obstet Gynecol. 2011；205(6 Suppl)：S19-24.
30) Temmerman M. Caesarean section surgical techniques：all equally safe. Lancet. 2016；388：8-9.

COLUMN　帝王切開の閉腹法

　膀胱子宮窩腹膜や壁側腹膜の縫合閉鎖を省略しても術後の癒着リスクは増加せず，手術時間の短縮や術後疼痛の軽減につながるとの報告があります[1, 2]。一方で，腹膜を縫合閉鎖しない場合，術後の癒着リスクが上昇するというメタ解析もあり[3]，腹膜縫合の是非については結論が出ていません。

　筋膜縫合のポイントは，血流が保たれるように意識しながら，しっかりと縫合することです。緊張をかけ過ぎず，それでいてしっかりと寄せるというのは難しいことだと思います。正中縦切開では，0号あるいは1号の合成吸収糸を用いて，筋膜の幅を少なくとも1cm取りながら，1cm間隔で連続縫合する方法が推奨されています[4, 5]。筋膜縫合の幅や間隔を狭めると腹壁瘢痕ヘルニアのリスクが減少するという報告[6]や，単結節縫合の方が抗張力が強いという報告[7]もありますが，現状の推奨を変更するまでには至っていません。なお，腹直筋を単結節縫合により寄せる手技は，術後疼痛が増すだけで利点はないと報告されています。

　皮下組織の厚みが2cmを超える症例には，皮下脂肪層を合成吸収糸で単結節縫合することで，術後の創離開リスクを3分の1に減らすことができます[8]。

　皮膚の縫合には，真皮縫合と，スキンステープラーを用いる方法があります。真皮縫合はスキンステープラー法と比較して，術後の創離開リスクを抑制します。手術時間が多少延びても，真皮縫合を推奨する報告が多くみられます[9]。

参考文献

1) Bamigboye AA, Hofmeyr GJ. Closure versus non-closure of the peritoneum at caesarean section：short- and long-term outcomes. Cochrane Database Syst Rev. 2014：CD000163.
2) Kapustian V, Anteby EY, Gdalevich M, et al. Effect of closure versus nonclosure of peritoneum at cesarean section on adhesions：a prospective randomized study. Am J Obstet Gynecol. 2012；206：56.e1-4.
3) Shi Z, Ma L, Yang Y, et al. Adhesion formation after previous caesarean section-a meta-analysis and systematic review. BJOG. 2011；118：410-22.
4) Diener MK, Voss S, Jensen K, et al. Elective midline laparotomy closure：the INLINE systematic review and meta-analysis. Ann Surg. 2010；251：843-56.
5) Ceydeli A, Rucinski J, Wise L. Finding the best abdominal closure：an evidence-based review of the literature. Curr Surg. 2005；62：220-5.
6) Deerenberg EB, Harlaar JJ, Steyerberg EW, et al. Small bites versus large bites for closure of abdominal midline incisions（STITCH）：a double-blind, multicentre, randomised controlled trial. Lancet. 2015；386：1254-60.
7) Maxwell GL, Soisson AP, Brittain PC, et al. Repair of transversely incised abdominal wall fascia in a rabbit model. Obstet Gynecol. 1996；87：65-8.
8) Chelmow D, Rodriguez EJ, Sabatini MM. Suture closure of subcutaneous fat and wound disruption after cesarean delivery：a meta-analysis. Obstet Gynecol. 2004；103：974-80.
9) Mackeen AD, Schuster M, Berghella V. Suture versus staples for skin closure after cesarean：a metaanalysis. Am J Obstet Gynecol. 2015；212：621.e1-10.

第2章

早産児の帝王切開

I はじめに

黒幕を炙り出せ ―陰に隠れる感染への対応―

　福井大学の早産症例への対応の最大の特徴は，妊娠 23〜31 週の分娩様式を原則帝王切開としていることである。早産児の予後に影響する因子の一つとして分娩様式が挙げられてはいるものの，この原則帝王切開の方針に確固たるエビデンスは存在しない。この，ある意味極端な分娩様式の採用は，絨毛膜羊膜炎（chorioamnionitis：CAM）の帝王切開の増加となって私たちを悩ませてもいる[1]。

　わが国の早産率は 5％ 強といわれている。その早産の原因として重要なのが子宮内感染，CAM であり，子宮内感染の多くが，前期破水や細菌性腟症から，頸管炎，CAM，羊水感染，胎児感染へと上行性に感染が波及していく[2,3]（図 1）。

　CAM の診断基準（Lencki の基準）は臨床でも広く用いられているが（表 1）[4]，これらの症状

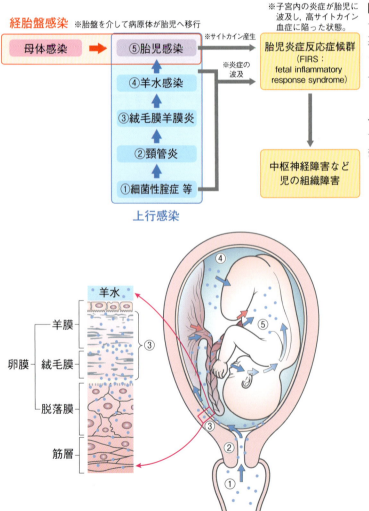

図 1 ● 子宮内感染
子宮内感染は，多くの場合，前期破水や細菌性腟症から上行性に頸管炎，CAM，羊水感染，胎児感染へと，感染が波及していくと考えられている。
（日本医療機能評価機構．子宮内感染について．再発防止に関する報告書・提言　第 4 回報告書．pp 90-136．より改変）

が顕在化するときには，既に病状がある程度進行している。私たちが臨床の場で遭遇するCAMの多くは，早産の症状が現れるまでは無症状であり（潜在性絨毛膜羊膜炎），必ずしも白血球数やCRP値が異常を呈さない[1-3,5]。これらのことは頭では理解していても，実際に患者を目の前にすると失念してしまうことがある。失念するというよりは，「この患者はCAMではない」と思いたい気持ちが勝ってしまう。

村山らは，妊娠12〜24週に感染性流早産となった症例19例について検討し，16例（84%）に，月経血細菌培養検査で細菌が検出されたと報告した[6]。筆者らの検討でも，帝王切開術後に子宮筋切開創部に感染を起こした症例の75%から，腟分泌物に腸球菌 Enterococcus faecalis が検出された。客観的で冷静な目をもって，早産に隠れる黒幕を炙り出し，徹底的に排除したい。

本章では，早産症例，特に感染を背景にもつ症例の帝王切開時に，筆者らが行ってきた工夫の数々を紹介する。

表1 ■ 臨床的（顕性）絨毛膜羊膜炎（CAM）の診断基準

①母体の発熱（≧38℃）がある場合，以下のうち1項目以上が該当すること
- 母体の頻脈（≧100 bpm）
- 子宮の圧痛
- 腟分泌物・羊水の悪臭
- 白血球増多（≧15,000/μL）

②母体の発熱がない場合，上記4項目すべてを満たすこと

（Lencki SG, Maciulla MB, Eglinton GS. Maternal and umbilical cord serum interleukin levels in preterm labor with clinical chorioamnionitis. Am J Obstet Gynecol. 1994；170：1345-51. より改変）

Ⅱ 早産児の帝王切開の実際

術式の概要

❶腹壁切開
　通常の帝王切開と同様に下腹部正中縦切開を行う．胎児にストレスを与えずに娩出するためには，通常よりも大きな切開が必要になるという意識をもちたい．➡図2

❷子宮筋層切開
　早産期の子宮は子宮下部（下節）が十分に伸展していないため，子宮下部（下節）横切開では児娩出が困難なことが多い．下部横切開を左右上方に延長し，J字切開・U字切開で児を娩出する[7-9]．➡図3

❸胎児・胎盤娩出
　児娩出時の分娩外傷を回避するために，幸帽児（被膜児）での娩出を基本とする．破膜，臍帯結紮，臍帯切断といった一連の処置は，手術台の上で産科医が行う．➡図4

❹筋層縫合
　二層の単結節縫合を行う．連続縫合は行わない．縫合糸は，抗菌効果を有するPDSプラス®（Johnson & Johnson K.K.）が適している．➡図5

❺膀胱子宮窩のドレーン留置
　膀胱子宮窩に持続吸引ドレーンを留置し，膀胱腹膜を縫合する．必要に応じて，ダグラス窩にも持続吸引ドレーンを留置する．➡図6

❻腹腔内の洗浄
　腹腔内を大量の生理食塩水で洗浄し，閉腹する．閉腹は通常どおりに行う．➡図7

術式の図解

❶腹壁切開

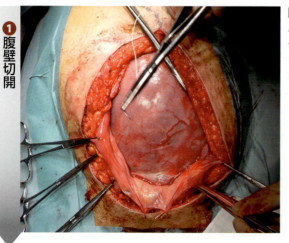

図2●腹壁切開
小さな子宮に対する帝王切開であっても，腹壁切開を小さくしてはいけない．胎児にストレスを与えずに娩出するためには，通常よりも大きな切開が必要になるという意識をもちたい．

Ⅱ　早産児の帝王切開の実際

❷ 子宮筋層切開

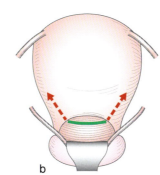

a　　　　　　　　b

図3●子宮筋層の切開法
a：J字切開，b：U字切開
早産期の子宮は子宮下部（下節）が十分に伸展していないため，子宮下部横切開単独では，児を娩出するのに十分な大きさの出口部を作り出すことができない。子宮動静脈の損傷を避けるためにも，子宮下部横切開を左右上方に鋭的に切り上げて，J字切開・U字切開で児を娩出する。

❸ 胎児・胎盤娩出

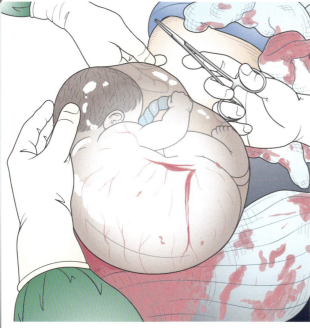

図4●完全被膜児での娩出
児に与えるストレスを最小限にするため，幸帽児（被膜児）での娩出を目指す。破膜，臍帯結紮，臍帯切断といった一連の処置は，手術台の上で産科医が行う。

❹ 筋層縫合

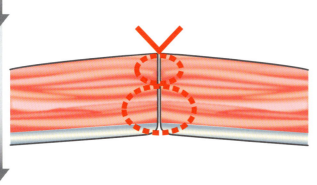

図5●子宮筋層縫合（単結節二層縫合）
早産期の厚い子宮筋層を縫合するために，単結節二層縫合を行う。一般的な二層縫合（一層目を単結節縫合で合わせた後，二層目は表面に浅く連続縫合をかける）ではなく，厚い筋層を二層に分けてしっかりと合わせることを目標にする。

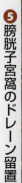

❺ 膀胱子宮窩のドレーン留置

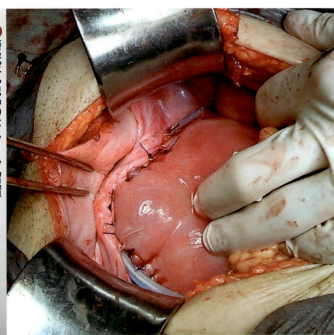

図6●膀胱子宮窩のドレーン留置
膀胱子宮窩に持続吸引ドレーンを留置し，膀胱腹膜を縫合する。

❻ 腹腔内の洗浄

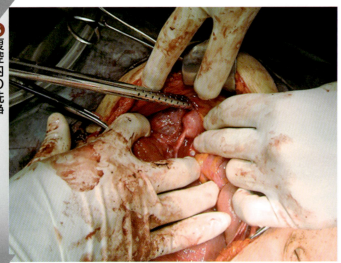

図7●腹腔内の洗浄
ハイリスク症例に対しては，腹腔内を大量の生理食塩水で洗浄することも有用だと考えている。

III 早産児の帝王切開のポイント

早産児のストレス軽減のために

　早産の子宮は厚くて小さい（図8, 9）[10]。妊娠末期の子宮下部横切開は，薄く伸展した子宮下部を切開して縫合する。しかしながら，早産期の帝王切開では，どのような手技を用いても厚い筋層を切開し縫合することになる。ストレスを与えることなく，小さな子宮から児を娩出し，かつ術後の縫合不全を防止するためには，子宮筋層切開と縫合の両者に工夫が必要である。

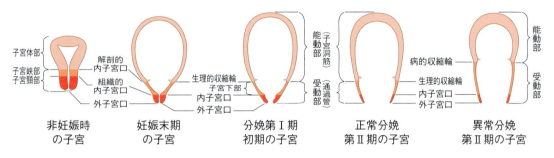

図8● 非妊娠時・妊娠末期・分娩時の子宮の変化
解剖学的内子宮口と組織学的内子宮口の間に存在する長さ約0.5 cmの部分を子宮峡部という。子宮峡部は妊娠時には子宮下部（下節）ともよばれ，分娩時には約10 cmまで伸展する。
（Cunningham FG, Leveno KJ, Bloom SL, et al. Physiology of Labor. In：Williams Obstetrics. 24th ed, p 413, McGraw-Hill, New York, 2014. より改変）

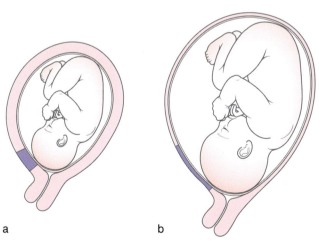

図9● 妊娠中期・末期の子宮下部（下節）の伸展
a：妊娠中期，b：妊娠末期
早産期（a）は妊娠末期（b）に比べ子宮筋層が厚く，子宮下部（下節）が十分に伸展していない。

子宮筋層切開の工夫 ― JかUかTか ―

　子宮筋層切開は，J字切開かU字切開を推奨する[7-9]。筆者らが通常行う子宮下部横切開（very low incision）では十分な大きさの出口部を作り出せず，非侵襲的に児を娩出することは難しい。十分な出口部を作るために，通常より高めの位置から子宮筋層に切開を加え，左右の切開創をクーパー剪刀を用いて上方に切り上げる。左右両側を切り上げるとU字切開，どちらかのみを切り上げるとJ字切開となる（図10）。実際は子宮円靱帯付着部を目標に緩やかに切開を切り上げるが，この"緩やかに"を意識し過ぎると，知らず知らずのうちに創が子宮動静脈に近づいてしまう。慣れない間は，子宮動静脈の損傷を避けるために，円靱帯に向けて"直角に切り上げる"意識をもつとよい。その際には，術者の示指中指のガイド下に切開を延長するとよい（図11）[9]。この際に腸ベラを活用すると，破膜を避けて切開を延長しやすくなる（図12）。

　J字切開，U字切開で児の娩出が困難な場合は，子宮筋切開創の正中を逆T字に頭側へ切り上げる（逆T字切開）。逆T字切開は術後の子宮収縮が妨げられるため，できれば避けたい切開法であるが，胎児が子宮腔内にトラップされた場合には逆T字切開をためらってはいけない[11,12]（図13）。

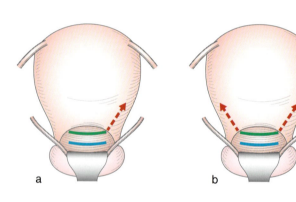

図10● 子宮筋層の切開法
a：J字切開, b：U字切開
早産期の子宮は子宮下部（下節）が十分に伸展していないため，子宮下部横切開単独では，児を娩出するのに十分な大きさの出口部を作り出すことができない。通常の切開部位（青線：very low incision）より高めの位置から子宮筋層に切開を加え，子宮動静脈の損傷を避けるために，子宮下部横切開を左右上方に鋭的に切り上げて，J字切開・U字切開で児を娩出する。左右両側を切り上げるとU字切開，どちらかのみを切り上げるとJ字切開となる。

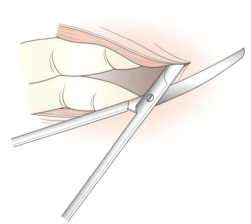

図11● 子宮筋切開創の延長（J字・U字切開）
術者の示指と中指を子宮筋層と卵膜の間に挿入し，両指のガイド下に左右の円靱帯の方向に切開創を拡げる。早産期の帝王切開では幸帽児での娩出を目指すため，卵膜を傷つけない，破膜させないことが大切である。
（村越毅．帝王切開術　困難症例への対応　早産児における幸帽児帝王切開および無破膜帝王切開の応用．産婦手術．2010；21：31-8. より改変）

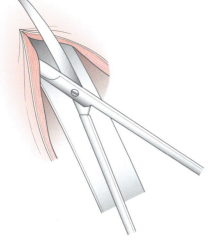

図12●子宮筋切開創の延長(腸ベラの活用)
子宮筋切開創を延長する際に,腸ベラを活用することで,より安全に切開創を延長することができる。破膜させると,子宮が収縮して厚い筋層に児がトラップされる危険性が増す。あくまでも幸帽児での娩出を目指す。

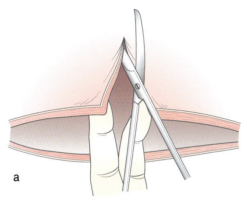
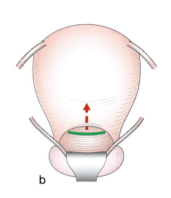

図13●子宮筋切開創の延長(逆T字切開)
a:切開創の延長,b:子宮筋層切開位置
示指と中指を子宮筋層と胎児の間に挿入し,両指のガイド下に胎児を傷つけないように横切開の中心から頭側へ必要な長さだけ切開線を延長する[9]。胎児が子宮腔内にトラップされた場合には,逆T字切開をためらってはいけない。
(村越毅.帝王切開術 困難症例への対応 早産児における幸帽児帝王切開および無破膜帝王切開の応用.産婦手術.2010;21:31-8.より改変)

幸帽児での胎児娩出を目指す ― Be born with a caul (*lucky cap*)! ―

　未熟児娩出時の分娩外傷を回避するために，幸帽児での娩出を目指す[13,14]。切開創縁から，卵膜と子宮筋層の間に手を挿入し，卵膜と胎盤を子宮筋層から剥離し，児を卵膜に包まれたまま胎盤ごと一塊として娩出する（図14〜16）。妊娠20週台ならば，胎盤全周を剥離しなくても，幸帽児で児を娩出することができる。症例によっては臍帯血輸血（胎盤輸血）を行う必要があるため，完全被膜児での娩出（en caul）を目指す。

　児娩出時には，児を牽引するという意識を完全に捨てる。術者は児頭（骨盤位の場合は先進部である臀部）が娩出しやすいように子宮筋層切開部位に手を添えるだけでよい。児の娩出は，助手の腹部からの"軽い"圧出手技に任せる（図14）。必要に応じて，助手は両手指で子宮を挟むようにして児を押し出す（図15）。大きな腹壁切開がこのときに活きてくる。完全被膜児で娩出させるためには，娩出前に子宮筋を過収縮させないことがコツである。緊急子宮弛緩を要すると判断した場合は，ニトログリセリン（1回60〜90μg，最大100μg）を静脈内投与する[15]。

　破膜，臍帯結紮，臍帯切断といった一連の処置を新生児科医が行う施設も多いと思うが，慣れないうちは破膜一つにしても手間取ることがある。筆者らは，手術台の上で，産科医が破膜することにしている（図16）。

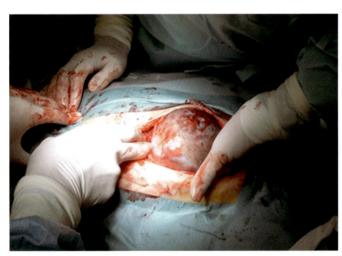

図14●完全被膜児での娩出①
切開創縁から，卵膜と子宮筋層の間に手を挿入し，卵膜と胎盤を子宮筋層から剥離する。術者は児頭が娩出しやすいように子宮筋層切開部位に手を添える。児の娩出は，助手の腹部からの軽い圧出手技に任せる。

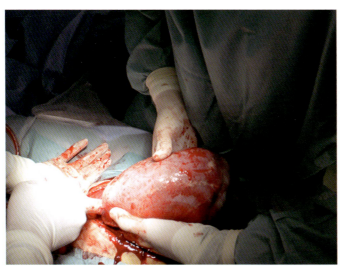

図15●完全被膜児での娩出②
助手の腹部からの圧出手技により，完全被膜児（en caul）として娩出された。必要に応じて，助手は両手指で子宮を挟むようにしながら，児を圧出する。完全被膜児で娩出させるために，娩出前に子宮筋を過収縮させないようにしたい。子宮収縮が児の娩出に働けばよいが，過収縮により児がトラップされると娩出が困難になる。緊急子宮弛緩を要すると判断した場合は，ニトログリセリン（1回60～90μg，最大100μg）を静脈内投与する。

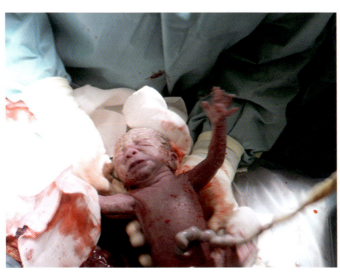

図16●完全被膜児での娩出③
破膜，臍帯結紮，臍帯切断といった一連の処置を新生児科医が行う施設も多いと思うが，慣れないうちは破膜一つにしても手間取ることがある。インファントウォーマーが羊水で水浸しになるのも都合が悪いであろう。筆者らは，手術台の上で，産科医が破膜をしている。臍帯血輸血が必要な児に対しては，手術台の上で臍帯ミルキングも実施する[16]。

術後血腫を作らないための工夫① ―筋層縫合は二層を絶妙の力加減で―

　筆者らが行う子宮筋層縫合は単結節一層縫合が基本であることは既に述べた。しかし，早産期の厚い子宮筋層を縫合するには，単結節二層縫合が適している。ここで言う二層縫合は，一層目を単結節縫合で合わせた後に，表面に浅く連続縫合をかけるという二層縫合ではなく，厚い筋層を二層に分けて合わせる縫合である（図17）。結紮の際は，縫合糸で子宮筋を切らないように，それでいて緩すぎないように，絶妙の力加減が必要となる（図18）。

　2017年のCDCガイドラインにも記載されたが，縫合糸には，PDSプラス®（Johnson & Johnson K.K.）が適している。PDSプラス®は縫合糸表面にIrgacare® MP（トリクロサン）を添加することで，表面の細菌コロニー形成を阻害する。黄色ブドウ球菌(SA)，表皮ブドウ球菌(SE)，MRSA，MRSE に加え，大腸菌，クレブシエラ菌（肺炎桿菌）に対する抗菌効果を有している点も評価が高い[17, 18]。また，モノフィラメント糸であることも，細菌の付着を抑えるという点で効果的に働く。

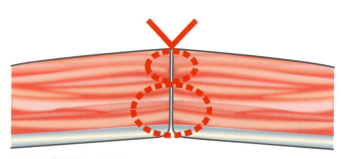

図17● 単結節二層縫合
早産期の厚い子宮筋層を縫合するために，単結節二層縫合を行う。一般的な二層縫合（一層目を単結節縫合で合わせた後，二層目は表面に浅く連続縫合をかける）ではなく，厚い筋層を二層に分けて丁寧に縫合していく。

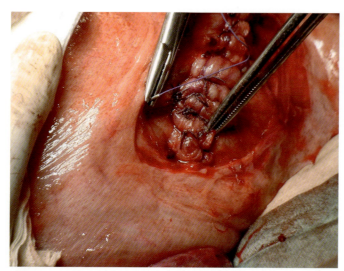

図18● 一層で縫合した例
厚い筋層を一層で合わせようとすると，この図のように極端に盛り上がったいびつな創部となる。また，縫合糸により子宮筋が裂けると，じわじわとした出血が止まらない。結紮の際は，縫合糸で子宮筋を切らないように，それでいて緩すぎないように，絶妙の力加減が必要となる。力任せに結紮すればよいというものではない。

術後血腫を作らないための工夫② ─子宮収縮薬─

　厚い子宮筋層の縫合後に創部に血腫を作らないために，子宮収縮薬を使用する．手術中は子宮筋層にオキシトシン製剤を直接筋注し，術後は輸液にオキシトシン製剤を5〜10単位混注して子宮収縮を促す．Wathesらが示すように，早産期には，陣痛発来後であってもオキシトシン受容体の発現が弱い（図19）[19]．オキシトシン製剤の効果が期待できないならば，投与禁忌でないことを確認したうえで，マレイン酸メチルエルゴメトリン等の薬剤を使用する．

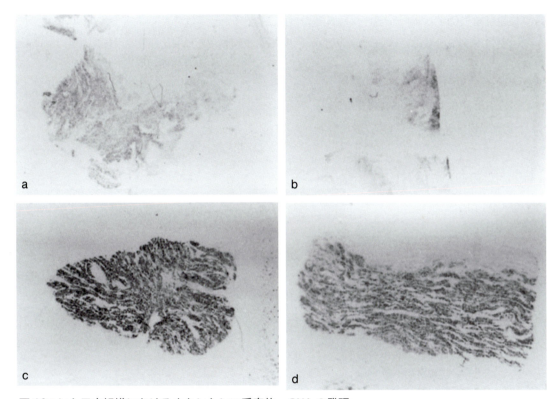

図19●ヒト子宮組織におけるオキシトシン受容体mRNAの発現
a：早産期（妊娠24〜28週），陣痛発来前，b：早産期（妊娠28〜36週），陣痛発来後
c：妊娠末期，陣痛発来前，d：妊娠末期，陣痛発来後
早産期には，陣痛発来後であっても，オキシトシン受容体の発現が弱い．オキシトシンの効果が期待できないならば，必要に応じてマレイン酸メチルエルゴメトリン等の子宮収縮薬を使用する．
(Wathes DC, Borwick SC, Timmons PM, et al. Oxytocin receptor expression in human term and preterm gestational tissues prior to and following the onset of labour. J Endocrinol. 1999；161：143-51. より改変)

抗菌薬投与 ―あらゆる手段で黒幕を叩け！―

　早産期の帝王切開は，①緊急帝王切開になる可能性が高いこと，②背景に子宮内感染が隠れている可能性があること，③厚い筋層を切開し縫合するために術後に血腫を作りやすいことなどから，術後創部感染のハイリスクとされる[20, 21]。

　かつて，帝王切開術後に子宮筋切開創に膿瘍を形成し，再開腹によるドレナージを要した症例を経験した（**図20**）。この症例は，妊娠25週に胎胞が脱出し，妊娠29週で前期破水となり，緊急帝王切開が行われた。術後6日目以降38℃を超える発熱が持続し，抗菌薬を追加・変更しても解熱せず，術後12日目に再開腹を余儀なくされた。開腹時,既に子宮はボロボロの状態であり，術中に膀胱を損傷するという苦い経験をした（**図21**）。

　この症例の起因菌は，腸球菌 *Enterococcus faecalis* であった。帝王切開の術後に使用する抗菌薬は，腟分泌物培養検査で検出された病原菌に感受性のあるものを使用するのが原則であるが，結果が出ていない，あるいは検査をしていない症例には，腸球菌をターゲットの1候補と捉えてほしい。

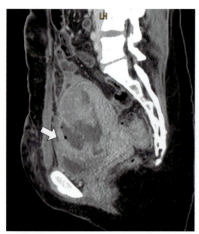

図20●術後11日目のCT像
子宮筋切開創から子宮前面に膿瘍が広がっていた（⇨）。

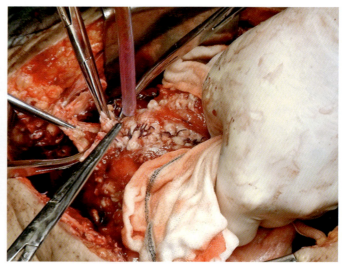

図21●再開腹時の術中所見
膀胱子宮窩を中心に広がっていた膿瘍を除去すると，既に子宮はボロボロの状態であった。白く変色した子宮筋の感染部位のデブリドマンを行い，再縫合した。

COLUMN　オキシトシン投与と頸管拡張

　帝王切開の術中出血量を減らすためには子宮収縮を促す必要があります。まず行うべきは子宮底マッサージとオキシトシン投与です。

　オキシトシンは臍帯結紮後，速やかに投与するのがよいとされます。オキシトシンの投与法は，急速に静注する方法と点滴静注する方法に分けられますが，急速静注法は低血圧や心電図の虚血性変化を招く可能性があり，死亡例も報告されています[1]。とくに妊娠高血圧症候群の症例では，これらの副作用が顕著に現れる可能性があり，少量であっても急速静注法は避けるべきです[2]。

　したがって，現時点で推奨されるオキシトシンの投与法は，点滴静注法となります。出血リスクの高くない症例には，オキシトシン15単位を1時間かけて点滴静注することで，十分な子宮収縮が得られます[3]。まずオキシトシンを緩徐に静注し，その後に点滴静注へ移行する方法もあります。この場合は，未陣発症例にはオキシトシン1単位，陣発後の症例にはオキシトシン3単位を，1分以上かけて緩徐に静注し，その後オキシトシン20〜40単位を4時間かけて点滴静注します[3]。

　また，子宮腔内の血液貯留を回避する目的で，子宮筋層を縫合閉鎖する前に手指や器具を用いた頸管拡張が広く行われてきました。ところが，頸管拡張は術後の出血や感染に影響しないことが示されています[4]。さらに経腟分娩既往のある症例では，頸管拡張の操作そのものが，術後の発熱リスクに挙げられています。したがって，子宮腔内の血液貯留を防ぐために頸管拡張を行うのであれば，経腟分娩既往のない未陣発のケースに限定すべきかもしれません。

参考文献

1) Jonsson M, Hanson U, Lidell C, et al. ST depression at caesarean section and the relation to oxytocin dose. A randomised controlled trial. BJOG. 2010；117：76-83.
2) Dyer RA, Piercy JL, Reed AR, et al. Hemodynamic changes associated with spinal anesthesia for cesarean delivery in severe preeclampsia. Anesthesiology. 2008；108：802-11.
3) Stephens LC, Bruessel T. Systematic review of oxytocin dosing at caesarean section. Anaesth Intensive Care. 2012；40：247-52.
4) Liabsuetrakul T, Peeyananjarassri K. Mechanical dilatation of the cervix at non-labour caesarean section for reducing postoperative morbidity. Cochrane Database Syst Rev. 2011：CD008019.

感染性貯留液の排出 ―腐ったミカンは排除する―

　子宮筋切開創部に血腫あるいは感染性貯留液が貯留してしまった場合は，速やかに排除しなければならない．"腐ったミカン"を取り除かなければ，周囲の組織までが腐りだす[22-24]．膀胱子宮窩にドレーンを挿入し，膀胱子宮窩腹膜縫合後に，J-VAC® ドレナージシステム（Johnson & Johnson K.K.）を用いたドレナージを行う（図22）．膀胱子宮窩に挿入するブレイク® シリコンドレインは，吸引器（リザーバー）を用いて陰圧をかけることにより，ドレーンの溝を伝って貯留液がドレナージされる構造になっている（図23）．

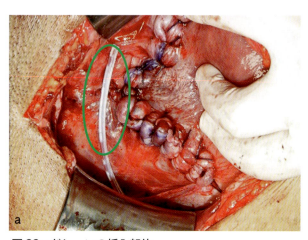
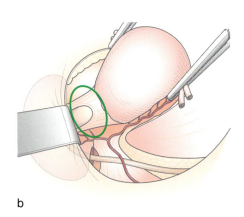

図22● ドレーンの挿入部位
a：術中写真，b：膀胱子宮窩の解剖
膀胱子宮窩にドレーンを挿入し，膀胱子宮窩腹膜縫合後に，J-VAC® ドレナージシステムを用いたドレナージを行う（○：膀胱子宮窩）．

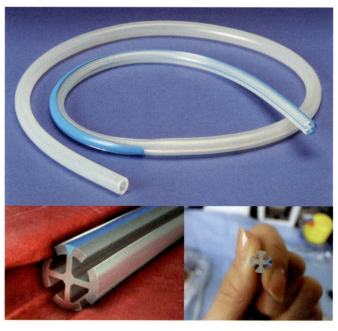

図23● ブレイク® シリコンドレイン
膀胱子宮窩には，ブレイク® シリコンドレインを挿入する．吸引器（リザーバー）を用いて陰圧をかけることにより，ドレーンの溝を伝って貯留液がドレナージされる構造になっている．

Ⅲ　早産児の帝王切開のポイント

効果的なドレナージ法を目指して

　適切なドレナージ法を検討するために，鶏肉と感染性貯留液に見立てたヨーグルトを用いた帝王切開術後モデルを作成した（図24）。

　日本産婦人科手術学会は，約3分の1の施設が帝王切開時に膀胱腹膜を無縫合にしているという調査結果を2009年に報告した（表2）[22]。

　膀胱腹膜を縫合しない「腹膜無縫合モデル」を，ドレーンを留置した後に開放されたままの膀胱子宮窩に癒着防止材（セプラフィルム®：科研製薬株式会社）を貼付した状態をイメージして作成した（図25）。実際に吸引を開始すると，少しずつヨーグルトが吸引された（図26）。

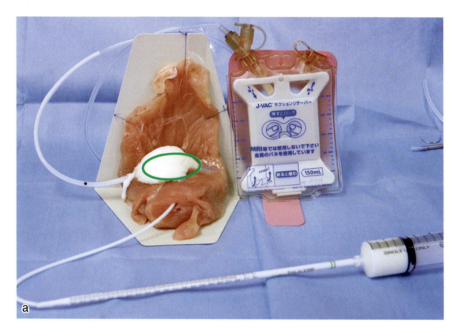

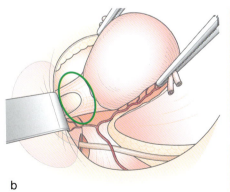
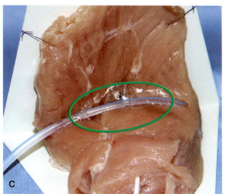

図24●鶏肉を用いた帝王切開術後モデル
a：モデル全体像，b：膀胱子宮窩の解剖，c：ドレーンの挿入
鶏肉の中を這わせたカテーテルの先端から，子宮筋切開創部（膀胱子宮窩：○）にヨーグルトが排出される。サクションリザーバーを折り曲げると持続的に陰圧がかかり，膀胱子宮窩に置いたブレイク®シリコンドレインからヨーグルトが吸引される。

ところが，この「無縫合モデル」では，感染性貯留液の量が増えると，腹腔内に貯留液が漏れ出してしまう欠点がある（図27）。そのため，腹腔内から確実に感染源を排除するには，ダグラス窩にもドレーンを挿入する必要がある。

表2 ■ 各手術の腹膜縫合実施率（2009年，日本産婦人科手術学会）

	する	しない	手術未実施 未回答	手術実施 施設数	手術実施施設における 腹膜縫合実施率
単純子宮摘出術時の骨盤腹膜縫合	219	134	1	354	62.0%
広汎子宮摘出術時の骨盤腹膜縫合	121	220	13	341	35.4%
傍大動脈リンパ節郭清時の腹膜縫合	171	158	25	329	52.0%
帝王切開術時の膀胱腹膜縫合	231	111	12	342	67.5%
開腹手術時の腹壁腹膜縫合	322	28	4	350	92.0%

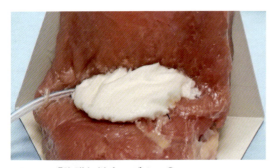

図25 ● 「腹膜無縫合モデル」①
「無縫合モデル」は，ドレーンを留置した後に，開放されたままの膀胱子宮窩に癒着防止材を貼付した状態をイメージした。

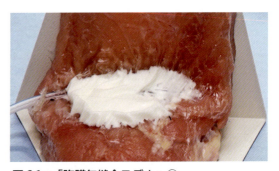

図26 ● 「腹膜無縫合モデル」②
ヨーグルト吸引中の「無縫合モデル」である。吸引を開始すると，徐々にではあるがヨーグルトが吸引されていき，2時間後にはこのような状態になる。

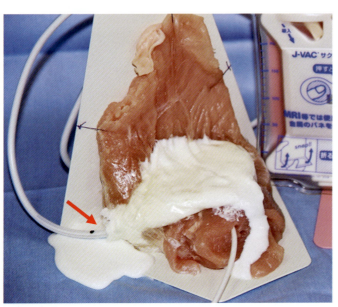

図27 ● 腹腔内に漏れ出たヨーグルト
「無縫合モデル」では，感染性貯留液に見立てたヨーグルトの量が増えていくと，腹腔内に漏れ出るリスクがある。そのため，感染源を腹腔内から確実に除去するためには，ダグラス窩（➡）にもドレーンを挿入する必要がある。

一方，鳥皮を膀胱腹膜に見立て，膀胱子宮窩腹膜を縫合しその中にドレーンを挿入した「腹膜縫合モデル」は，より効果的に，効率よくヨーグルトをドレナージすることができた（図28, 29）。

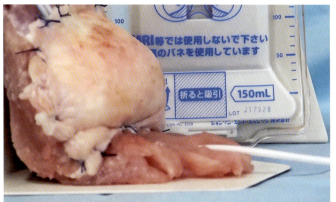

図28● 「腹膜縫合モデル」①
「縫合モデル」は，膀胱子宮窩腹膜を縫合し，その中にドレーンを挿入した状態をイメージした。ドレーンは子宮筋層切開創に沿って挿入されている。

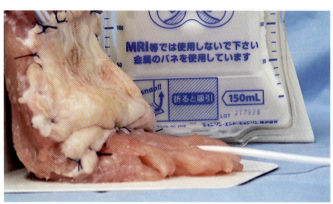

図29● 「腹膜縫合モデル」②
ヨーグルトを吸引中の「縫合モデル」である。2時間吸引を行うと，この写真のような状態になる。一晩吸引し続けることにより，150 mL 注入したヨーグルトを 145 mL ドレナージすることができた。前述の「無縫合モデル」に 150 mL のヨーグルトを注入すると図27のようになり，腹腔内にあふれ出してしまう。

帝王切開術後モデルの臨床へのフィードバック

一連の帝王切開術後モデルを用いた検討結果を受けて，2013年8月以降，子宮内感染を背景に有する帝王切開に，持続吸引ドレーンを膀胱子宮窩に挿入し，膀胱子宮窩腹膜を縫合するドレナージ手技を導入した。

2013年8月から2016年7月までの手術成績は次の通りである（**表3**）。2007年1月から2013年7月に当科で帝王切開を施行した354例中，13例（3.67％）に術後創部感染が起きていたが，2013年8月以降創部感染が起きたのは，ドレーンが早期に抜けてしまった1例のみとなった。現在は意図しないドレーンの自然抜去を防ぐために，膀胱子宮窩腹膜の縫合部から先端を少しだけ出すように留置法を改良している（**図30～32**）。

この方針は，1999年のCDCのガイドラインで示された，「腹腔内ドレーンは全例に留置するのではなく，留置が必要な場合は，閉鎖式吸引ドレーンを用い，できるだけ早期に抜去する」と

表3 ■ 持続吸引ドレナージ法導入前後の手術成績

	2007年1月～2013年7月（ドレナージ法導入前）	2013年8月～2016年7月（ドレナージ法導入後）
帝王切開総数	354件	228件
予定帝王切開	187件	109件
緊急帝王切開	167件	119件
帝切後創部感染	13件（3.67％）	1件（0.43％）
腹壁感染	9件	0件
子宮筋感染	4件	1件
持続吸引ドレーンを挿入した症例数	0例	18例（うち早産例14例）

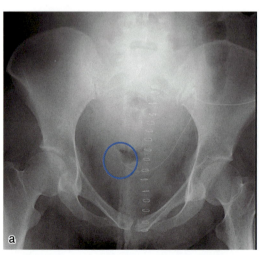 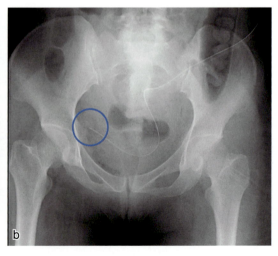

図30 ● ドレーン留置症例の術後腹部X線像
a：手術操作中に引っ張られてしまったために抜けかけたドレーン。
b：適正位置に留置されたドレーン。
（○はドレーンの先端）

の指針にも合致している[25]。

　本ドレナージ法を考案する際に参考にしたのは，急性虫垂炎に対する手術手技である[23,24,26]。一方で，急性虫垂炎術後のドレーン留置は必ずしも必要ないという報告も散見する[27,28]。子宮内感染を伴う帝王切開においても，ドレーンの留置が本当に必要なのはどのような症例か，ドレーンを抜去するのはどのタイミングがよいのか，今後も検討が必要である。

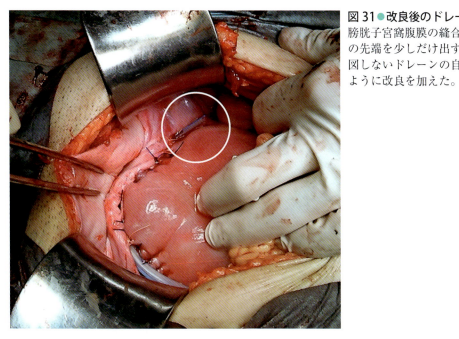

図31●改良後のドレーン留置法
膀胱子宮窩腹膜の縫合部からドレーンの先端を少しだけ出すことにより，意図しないドレーンの自然抜去が防げるように改良を加えた。

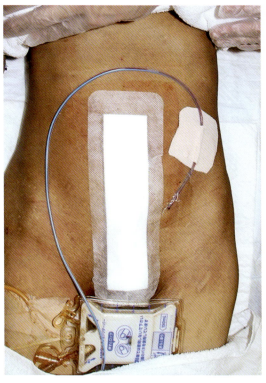

図32●閉腹後（術後）の様子
数日間のドレーン留置は，患者の負担も大きくないと考えている。

手術創（腹腔内）洗浄はドグマか

　ハイリスク症例に対しては，創部を大量の生理食塩水で洗浄してから閉腹する。Viney らは，帝王切開症例全例に対する腹腔内洗浄はエビデンスが乏しいにもかかわらず慣習的に行われてきたドグマ（教義）であり，メリットは1つもないと断じた[29]。術中・術後の嘔気嘔吐が増えるばかりで，術後の感染予防効果を認めないというのである[29,30]。

　ところが，急性虫垂炎を対象とした検討では，腹腔内洗浄や吸引操作は術後の膿瘍形成を抑制すると報告された[31-33]。外科的治療の対象となる症例の中には，腹腔内洗浄や徹底的な吸引を必要とする疾患群が間違いなく存在する。ドグマと揶揄されるように全例に腹腔内洗浄を行うのではなく，洗浄が必要な症例を的確に選択することが大切なのである。

　筆者らは，ハイリスク症例に対して，子宮筋層を縫合する前に"子宮腔内を"洗浄する（図33）。洗浄を行わないのであれば，感染性羊水や分泌物を腹腔内に一滴も残さない覚悟での吸引操作が必要である。CAM を背景にもつ早産症例の帝王切開時に，手術創（腹腔内）を洗浄することは，大切な手術操作であると考えている。

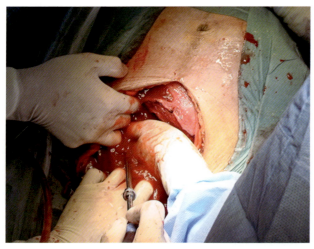

図33● 子宮筋切開創縫合前の洗浄
CAM を背景にもつ早産の帝王切開といったハイリスク症例に対しては，子宮筋層を縫合する前に子宮腔内を洗浄する。洗浄を行わないのであれば，感染性羊水や分泌物を一滴も残さない覚悟での吸引操作が必要であろう。

COLUMN　帝王切開における感染予防

　帝王切開の術前に抗菌薬を予防投与することで，術後の発熱，子宮内膜炎，術後創部感染（surgical site infection：SSI），尿路感染が有意に減少します。抗菌薬を投与しない場合，帝王切開における感染リスクは経腟分娩の5～20倍にのぼるとされています[1]。

　現在推奨されているのは，セファロスポリン系（セファゾリン）あるいは広域ペニシリン系（アンピシリン）のいずれか単剤を，経静脈的に単回投与する方法です[2]。通常の妊婦ではセファゾリン1gが最も効果的かつ経済的といわれていますが，肥満妊婦では体重80kg以上で2g，120kg以上で3gに増量する必要があります[3]。セファロスポリンやペニシリンにアレルギーを有する妊婦には，クリンダマイシンとゲンタマイシンの併用投与が推奨されています[3]。

　抗菌薬投与のタイミングについて，以前は新生児への移行を懸念し，臍帯結紮後に投与する方法が推奨された時期もありました。ところが最近は，皮膚切開前の1時間以内に抗菌薬を投与すると，SSIや子宮内膜炎が有意に減少し，さらに新生児には影響を与えないとする報告がなされており[4,5]，皮膚切開前の予防的抗菌薬投与が主流になっています。

　抗菌薬の予防投与により帝王切開における術後感染の相対リスクを減少させることは重要ですが，同時に選択的帝王切開における術後感染の絶対リスクが極めて低いことも理解しておくべきです。抗菌薬を予防投与した群と投与しなかった群を比較すると，帝王切開後の子宮内膜炎の発症率は2.0% vs. 2.6%，SSIの発症率は0.52% vs. 0.96%と報告されています[6]。すなわち1,000人の帝王切開症例に抗菌薬を投与することで，6.0人の子宮内膜炎と4.4人のSSIを予防できる計算になります。抗菌薬の種類や投与期間を選択する際には，費用対効果も意識する必要があります。

　抗菌薬の投与以外に，術前にポビドンヨードを用いて腟内を洗浄すると，術後の発熱やSSIが有意に減少するとの報告があります。特に破水例では，腟洗浄が子宮内膜炎を有意に減少させます[7]。また，腹壁を消毒する際にSSIの予防効果が最も高いのは，クロルヘキシジンアルコールといわれています[8]。体毛の除毛が必要な場合は電動クリッパーを用いて除毛する方が，剃刀を用いた剃毛と比較して，SSIの発症が有意に低いことが知られています[9]。

参考文献

1) Smaill FM, Grivell RM. Antibiotic prophylaxis versus no prophylaxis for preventing infection after cesarean section. Cochrane Database Syst Rev. 2014：CD007482.
2) Gyte GM, Dou L, Vazquez JC. Different classes of antibiotics given to women routinely for preventing infection at caesarean section. Cochrane Database Syst Rev. 2014：CD008726.
3) Bratzler DW, Dellinger EP, Olsen KM, et al. Clinical practice guidelines for antimicrobial prophylaxis in surgery. Am J Health Syst Pharm. 2013；70：195-283.
4) American College of Obstetricians and Gynecologists. ACOG Practice Bulletin No. 120：Use of prophylactic antibiotics in labor and delivery. Obstet Gynecol. 2011；117：1472-83.
5) Mackeen AD, Packard RE, Ota E, et al. Timing of intravenous prophylactic antibiotics for preventing postpartum infectious morbidity in women undergoing cesarean delivery. Cochrane Database Syst Rev. 2014：CD009516.
6) Dinsmoor MJ, Gilbert S, Landon MB, et al. Perioperative antibiotic prophylaxis for nonlaboring cesarean delivery. Obstet Gynecol. 2009；114：752-6.
7) Haas DM, Morgan S, Contreras K. Vaginal preparation with antiseptic solution before cesarean section for preventing postoperative infections. Cochrane Database Syst Rev. 2014：CD007892.
8) Tuuli MG, Liu J, Stout MJ, et al. A Randomized Trial Comparing Skin Antiseptic Agents at Cesarean Delivery. N Engl J Med. 2016；374：647-55.
9) Tanner J, Norrie P, Melen K. Preoperative hair removal to reduce surgical site infection. Cochrane Database Syst Rev. 2011：CD004122.

Ⅳ　おわりに

　早産症例，特に絨毛膜羊膜炎を背景にもつ症例の帝王切開時に，筆者らが行ってきた工夫の数々を紹介した。本章で述べたハイリスク症例に対応するには，ルーチンワークの帝王切開では不十分であるとの認識が必要である。

　筆者らの術式をエビデンスとして確立するためには，まだまだ多くの課題を克服していかなければならない。すなわち本章で提示した手術手技は最適解ではない。本章全体を1つの問題提起と捉え，それぞれの施設でそれぞれの工夫を加えてほしい。

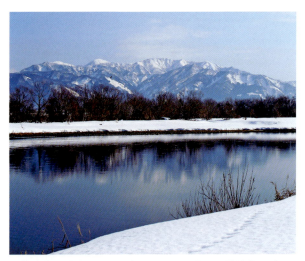

福井大学医学部キャンパスの近くを流れる清流九頭竜川

参考文献

1) Reddy UM, Rice MM, Grobman WA, et al. Serious maternal complications after early preterm delivery (24-33 weeks' gestation). Am J Obstet Gynecol. 2015 ; 213 : 538. e1-9
2) Cunningham FG, Leveno KJ, Bloom SL, et al. Preterm Labor. In : Williams Obstetrics. 24th ed, pp 829-61, McGraw-Hill, New York, 2014.
3) 日本医療機能評価機構. 子宮内感染について. 再発防止に関する報告書・提言 第4回報告書. pp 90-136. http://www.sanka-hp.jcqhc.or.jp/documents/prevention/theme/disease/infection.html
4) Lencki SG, Maciulla MB, Eglinton GS. Maternal and umbilical cord serum interleukin levels in preterm labor with clinical chorioamnionitis. Am J Obstet Gynecol. 1994 ; 170 : 1345-51.
5) 日本周産期・新生児医学会 教育・研修委員会. 症例から学ぶ 周産期診療ワークブック改訂第2版, pp 34-40, メジカルビュー社, 2016.
6) 村山敬彦, 馬場一憲, 関博之, 他. 感染性流早産と慢性子宮内感染. 産婦治療. 2007 ; 95 : 77-81.
7) Jovanovic R. Incisions of the pregnant uterus and delivery of low-birth weight infants. Am J Obstet Gynecol. 1985 ; 152 : 971-4.
8) Zou L, Zhong S, Zhao Y, et al. Evaluation of "J"-shaped uterine incision during caesarean section in patients with placenta previa : a retrospective study. J Huazhong Univ Sci Technolog Med Sci. 2010 ; 30 : 212-6.
9) 村越毅. 帝王切開術 困難症例への対応 早産児における幸帽児帝王切開および無破膜帝王切開の応用. 産婦手術. 2010 ; 21 : 31-8.
10) Cunningham FG, Leveno KJ, Bloom SL, et al. Physiology of Labor. In : Williams Obstetrics. 24th ed, p 413, McGraw-Hill, New York, 2014.
11) Patterson LS, O'Connell CM, Baskett TF. Maternal and perinatal morbidity associated with classic and inverted T cesarean incisions. Obstet Gynecol. 2002 ; 100 : 633-7.
12) Boyle JG, Gabbe SG. T and J vertical extensions in low transverse cesarean births. Obstet Gynecol. 1996 ; 87 : 238-43.
13) Lin CH, Lin SY, Yang YH, et al. Extremely preterm cesarean delivery "en caul". Taiwan J Obstet Gynecol. 2010 ; 49 : 254-9.
14) Jin Z, Wang X, Xu Q, et al. Cesarean section en caul and asphyxia in preterm infants. Acta Obstet Gynecol Scand. 2013 ; 92 : 338-41.
15) O'Grady JP, Parker RK, Patel SS. Nitroglycerin for rapid tocolysis : development of a protocol and a literature review. J Perinatol. 2000 ; 20 : 27-33.
16) Hosono S, Mugishima H, Takahashi S, et al. One-time umbilical cord milking after cord cutting has same effectiveness as multiple-time umbilical cord milking in infants born at < 29 weeks of gestation : a retrospective study. J Perinatol. 2015 ; 35 : 590-4.
17) Ming X, Rothenburger S, Nichols MM. In vivo and in vitro antibacterial efficacy of PDS plus (polidioxanone with triclosan) suture. Surg Infect (Larchmt). 2008 ; 9 : 451-7.
18) Berrios-Toress SI, Umscheid CA, Bratzler DW, et al. Centers for Disease Control and Prevention Guideline for the Prevention of Surgical Site Infection, 2017. JAMA Surg. 2017 ; 152 : 784-91.
19) Wathes DC, Borwick SC, Timmons PM, et al. Oxytocin receptor expression in human term and preterm gestational tissues prior to and following the onset of labour. J Endocrinol. 1999 ; 161 : 143-51.
20) Conroy K, Koenig AF, Yu YH, et al. Infectious morbidity after cesarean delivery : 10 strategies to reduce risk. Rev Obstet Gynecol. 2012 ; 5 : 69-77.
21) Schneid-Kofman N, Sheiner E, Levy A, et al. Risk factors for wound infection following cesarean deliveries. Int J Gynaecol Obstet. 2005 ; 90 : 10-5.
22) 平松祐司, 増山寿, 正岡直樹, 他. 開腹手術時の腹膜縫合に関する全国調査. 産婦手術. 2009 ; 20 : 125-9.
23) Luo CC, Cheng KF, Huang CS, et al. Therapeutic effectiveness of percutaneous drainage and factors for performing an interval appendectomy in pediatric appendiceal abscess. BMC Surg. 2016 ; 16 : 72.
24) Brown CV, Abrishami M, Muller M, et al. Appendiceal abscess : immediate operation or percutaneous drainage? Am Surg. 2003 ; 69 : 829-32.
25) Mangram AJ, Horan TC, Pearson ML, et al. Guideline for Prevention of Surgical Site Infection, 1999. Centers for Disease Control and Prevention (CDC) Hospital Infection Control Practices Advisory Committee. Am J Infect Control. 1999 ; 27 : 97-132.
26) 笹壁弘嗣. 急性虫垂炎へのアプローチ. 治療. 2008 ; 90 : 2529-33.
27) Gorter RR, Meiring S, van der Lee JH, et al. Intervention not always necessary in post-appendectomy abscesses in children ; clinical experience in a tertiary surgical centre and an overview of the literature. Eur J Pediatr. 2016 ; 175 : 1185-91.
28) Schlottmann F, Reino R, Sadava EE, et al. Could an abdominal drainage be avoided in complicated acute appendicitis? Lessons learned after 1300 laparoscopic appendectomies. Int J Surg. 2016 ; 36 : 40-3.
29) Viney R, Isaacs C, Chelmow D. Intra-abdominal irrigation at cesarean delivery : a randomized controlled trial. Obstet Gynecol. 2012 ; 119 : 1106-11.
30) Temizkan O, Asıcıoglu O, Güngördük K, et al. The effect of peritoneal cavity saline irrigation at cesarean delivery on maternal morbidity and gastrointestinal system outcomes. J Matern Fetal Neonatal Med. 2016 ; 29 : 651-5.
31) Hussain A, Mahmood H, Nicholls J, et al. Prevention of intra-abdominal abscess following laparoscopic appendicectomy for perforated appendicitis : a prospective study. Int J Surg. 2008 ; 6 : 374-7.
32) St Peter SD, Snyder CL. Operative management of appendicitis. Semin Pediatr Surg. 2016 ; 25 : 208-11.
33) Snow HA, Choi JM, Cheng MW, et al. Irrigation versus suction alone during laparoscopic appendectomy ; A randomized controlled equivalence trial. Int J Surg. 2016 ; 28 : 91-6.

COLUMN　早産に対する帝王切開は児の予後を改善するか？

　単胎かつ頭位で出生した早産児の予後をレビューし，早産症例の分娩様式を考察します。
　まず妊娠 32～36 週のいわゆる late preterm の場合，新生児の死亡・人工換気使用・呼吸窮迫症候群といった有害事象は，経腟分娩よりも帝王切開で有意に頻度が高いことが示されました[1]。経腟分娩を試みたものの，最終的に帝王切開となる早産症例も多いかと思いますが，このような試験分娩は児の予後には影響しませんでした[2]。
　妊娠 26 週未満あるいは出生体重 750g 未満のケースでは，帝王切開は新生児死亡や重症脳室内出血のリスクを有意に減少させました[3,4]。一方で，極低出生体重児（1,500g 未満）あるいは超低出生体重児（1,000g 未満）において，帝王切開は新生児死亡と脳室内出血のリスクを減らしませんでした[5,6]。児が未成熟な場合の帝王切開の優位性は，議論が分かれるようです。
　なお，骨盤位の早産では，帝王切開により児の死亡率や有病率，神経学的予後が有意に改善します。このような症例では帝王切開を選択するべきです[7,8]。
　以上のように，帝王切開が必ずしも児の予後を改善するとはいえないため，早産という理由だけで分娩様式を帝王切開とするのは問題があるかもしれません。単胎妊娠かつ頭位であれば，試験分娩は十分考慮に値します。試験分娩を行うのであれば，分娩中の急激な胎児機能不全や胎位の変化（頭位から非頭位へ），臍帯下垂の出現に注意し，いつでも緊急帝王切開に移行できるように体制を整えておくべきでしょう。

参考文献

1) Malloy MH. Impact of cesarean section on intermediate and late preterm births : United States, 2000-2003. Birth. 2009 ; 36 : 26-33.
2) Alfirevic Z, Milan SJ, Livio S. Caesarean section versus vaginal delivery for preterm birth in singletons. Cochrane Database Syst Rev. 2012 : CD000078.
3) Malloy MH. Impact of cesarean section on neonatal mortality rates among very preterm infants in the United States, 2000-2003. Pediatrics. 2008 ; 122 : 285-92.
4) Deulofeut R, Sola A, Lee B, et al. The impact of vaginal delivery in premature infants weighing less than 1,251 grams. Obstet Gynecol. 2005 ; 105 : 525-31.
5) Malloy MH, Onstad L, Wright E. The effect of cesarean delivery on birth outcome in very low birth weight infants. National Institute of Child Health and Human Development Neonatal Research Network. Obstet Gynecol. 1991 ; 77 : 498-503.
6) Batton B, Burnett C, Verhulst S, et al. Extremely preterm infant mortality rates and cesarean deliveries in the United States. Obstet Gynecol. 2011 ; 118 : 43-8.
7) Bergenhenegouwen L, Vlemmix F, Ensing S, et al. Preterm Breech Presentation : A Comparison of Intended Vaginal and Intended Cesarean Delivery. Obstet Gynecol. 2015 ; 126 : 1223-30.
8) Werner EF, Savitz DA, Janevic TM, et al. Mode of delivery and neonatal outcomes in preterm, small-for-gestational-age newborns. Obstet Gynecol. 2012 ; 120 : 560-4.

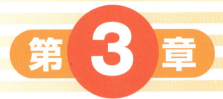

第3章

子宮底部横切開法

I はじめに

子宮底部横切開法は，あくまでも"last resort"！

　子宮底部横切開法の**絶対的**適応は，①胎盤が子宮前壁を広く覆う前置胎盤で，かつ癒着胎盤を否定できない場合と，②胎盤が子宮前壁を広く覆う前置胎盤で，かつ超早産の場合のみであると考えている（**表1**）。子宮底部横切開法は"last resort"，すなわち最終手段，切り札である。これまでの術式では危ないと感じるような前置胎盤症例に遭遇した際には，ぜひ本法を試みてほしい（**図1**）。

　一度この術式を経験すると，その安全性の高さとストレスの少なさから，前置胎盤に対してほかの術式を行う気持ちが消えてしまう。どんどん適応を広げたい，様々な患者に子宮底部横切開法を試したいという思いが湧いてくるほどに，子宮底部横切開法は目の前の前置胎盤症例を救うのに優れた術式だと思う。しかし，それでもなお"本法の選択には慎重に"なってほしい。子宮底部横切開法の絶対的適応は，「子宮前壁を広く覆う前置癒着胎盤」と「子宮前壁を広く覆う前置胎盤で，かつ超早産の場合」以外にはない。

表1■子宮底部横切開法の適応

これまでの術式が危険と判断される症例
1) 絶対的適応
(1) 子宮前壁を広く覆った前置胎盤
①癒着胎盤が疑われる症例
②超早産症例
2) 相対的適応
(1) 次の妊娠を希望しない前壁付着前置胎盤症例

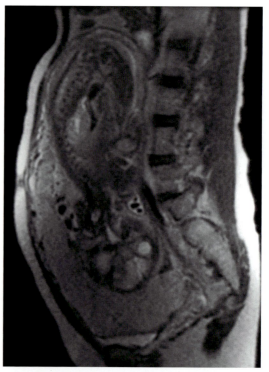

図1●子宮底部横切開法の開発の契機になった症例のMRI
36歳，2回経妊，2回経産（既往帝王切開術2回）。子宮前壁を広く覆う前置癒着胎盤症例。

本章を通して，子宮底部横切開法の実際の手技だけでなく，その背景にある"なぜ"を感じてほしい。本法は必ず，患者を，私たちを助ける切り札になってくれるはずである。

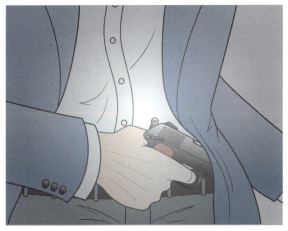

子宮底部横切開法は"last resort"である。本法は，いざというときに，患者を，皆さんを助ける切り札になってくれるはずである。

II 子宮底部横切開法の実際[1,2]

術式の概要

❶腹壁切開

子宮底部を腹腔外に露出するためには，十分な長さの皮膚切開と腹壁切開が必要になる．臍上部に至る皮膚・腹壁切開を加え，子宮を腹腔外に露出させる．➡図2

❷子宮筋層切開

子宮を腹腔外に露出させて，術中超音波断層検査で胎盤の辺縁を確認しながら，子宮底部の前壁もしくは後壁に横切開を加える．➡図3, 4

❸胎児娩出

切開が進むにつれ自然に卵膜が膨隆する．破膜して児を娩出させる．➡図5, 6

❹子宮下部からの膀胱剝離

胎盤剝離の前に，"必ず"子宮頸部から膀胱を剝離する．膀胱剝離の時点で強出血をみたり，剝離後に子宮下部から胎盤が透見されたりするようなら，胎盤剝離は危険である．子宮壁から膀胱を剝離しておけば，突発的な出血の際にも，速やかに子宮摘出に移行できる．➡図7

❺子宮下部の駆血

膀胱剝離後の子宮下部の所見から，胎盤剝離操作が可能と判断した場合には，出血軽減策としてネラトンカテーテルによる子宮下端の駆血（Rubin's tourniquet technique）を行う．両側の広間膜を開窓し，直径2.5 mmのネラトンカテーテルを通し，子宮の下端を巻くように締める．駆血時間が長引くと血栓形成のリスクが生じるため，剝離操作に手間取るようなら，駆血を解除し血流を再開させる．➡図8

❻胎盤剝離

底部横切開では，児娩出後の子宮筋の下方への退縮（収縮）が非常に強く，切開創から胎盤がはみ出てくる．そこで，胎盤の全周から剝離操作を進める．癒着胎盤となっていて，剝離が困難な部分の手術操作は最後に行う．➡図9, 10

❼止血の確認

胎盤を剝離できた場合には，ネラトンカテーテルによる子宮下端の駆血を解除し，剝離面からの出血の有無を確認する．➡図11

❽U字縫合

強出血があれば，再度ネラトンカテーテルを締めて，出血部の上下に子宮筋全層を貫通するU字縫合をかける．➡図12

❾子宮筋層縫合

まず減張糸をかけた後に，二層の単結節縫合を行う．連続縫合は行わない．➡図13, 14

術式の図解

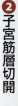

❶ 腹壁切開

← 尾側　　頭側 →

図2●子宮底部横切開の腹壁切開
子宮底部を腹腔外に露出させるために，臍上部に至るまで十分な長さの皮膚・腹壁切開を加える．効かせるべき麻酔高にも注意が必要である．

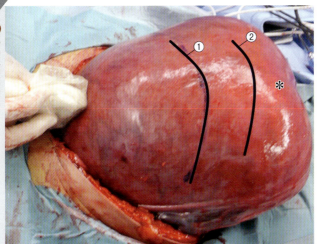

❷ 子宮筋層切開

図3●子宮筋層切開①
①：胎盤辺縁
②：子宮筋層切開予定線
＊：子宮底部
術中超音波断層検査で胎盤の辺縁を確認しながら，卵管角部を避け，子宮底部に横切開を加える．前置胎盤では子宮底部の血流は少なく，数本の細い血管を結紮することで出血をコントロールできる．

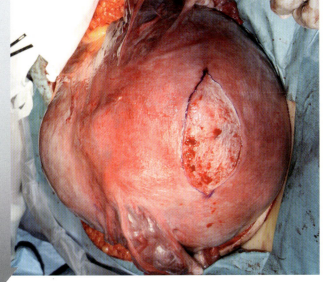

図4●子宮筋層切開②
筋層切開が卵管角部に近づくと，出血が多くなる．児が頭位の場合には，児娩出にあたり骨盤位牽引術を正しく行うなら，10 cm程度の長さの切開で十分である（このとき児は臀部から娩出される）．ただし，あまり切開創を小さく（短く）し過ぎると，胎盤剝離時に胎盤をのぞき込む（直視する）ことが困難になる．

❸ 胎児娩出

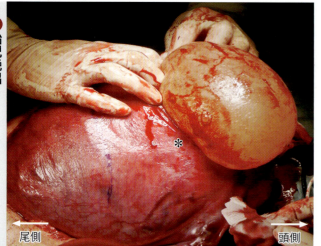

図5●卵膜膨隆
＊：子宮底部
切開が進むにつれ自然に卵膜が膨隆する。

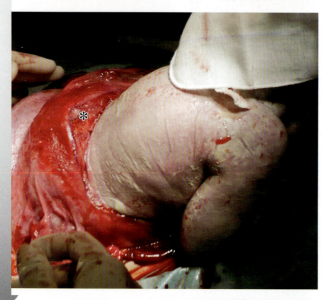

図6●胎児娩出
＊：子宮底部
破膜して児を娩出させる。子宮縦軸先端からの児娩出は極めて容易である。

❹ 子宮下部からの膀胱剥離

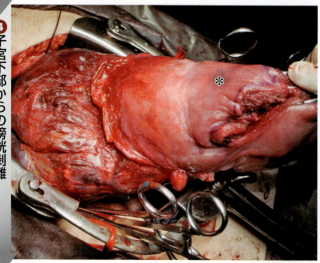

図7●膀胱剥離後の子宮下部
＊：子宮底部
絨毛の筋層浸潤が強い場合，子宮下部はダルマ状に腫大し，子宮筋から胎盤後面が透見される。このような子宮下部の所見は，膀胱を剥離しようとして初めてわかることが多い。

Ⅱ 子宮底部横切開法の実際

❺ 子宮下部の駆血

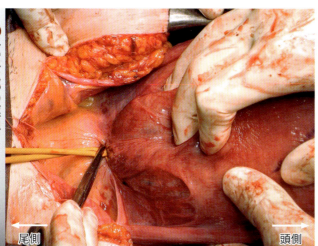

尾側　　　頭側

図8●子宮下端の駆血（Rubin's tourniquet technique）
両側の広間膜を開窓し，ネラトンカテーテルを通し，子宮下端を巻くように締めて血流を遮断する。骨盤底からの上行血管だけでなく子宮動脈をも圧迫する強力な駆血法である。子宮下部の血流遮断法としては最も有効な方法であると考えているが，血栓形成の可能性を念頭に置く必要がある。

❻ 胎盤剝離

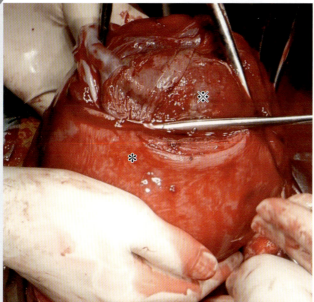

図9●胎盤剝離①
＊：子宮壁
※：露出してきた胎盤
児娩出後に筋層切開縁から露出する胎盤。子宮底部横切開では，児娩出後の子宮筋の下方への退縮が非常に強く，筋層切開縁から胎盤がはみ出てくる。

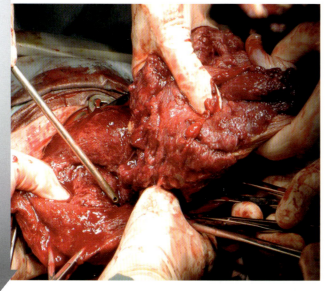

図10●胎盤剝離②
直視下に，胎盤の全周から剝離操作を進める。癒着胎盤を疑うような剝離が困難な部分の手術操作は最後に行う。

❼ 止血の確認

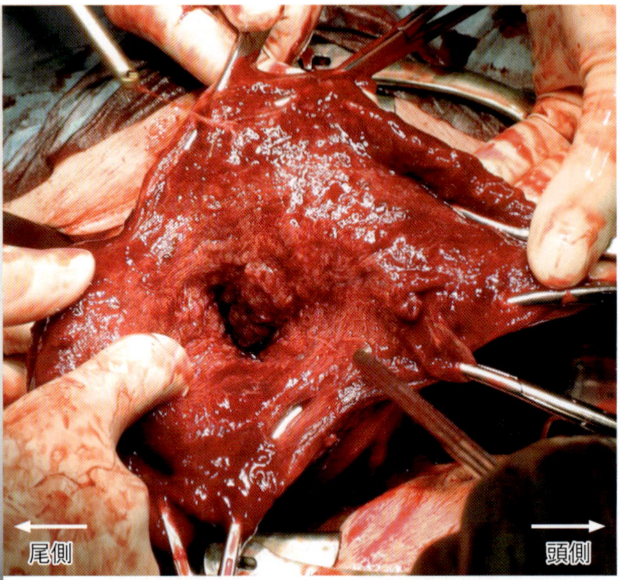

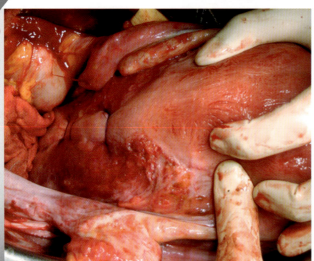

図11●胎盤剝離後の子宮下部
子宮底部横切開法では，下方へ向けて強い子宮収縮が起きる。そのため，子宮底部を切開しているにもかかわらず，胎盤剝離後の子宮下部を直視下に観察することができる。

尾側　頭側

❽ U字縫合

図12●U字縫合
胎盤剝離後の強出血には，大きな鈍針を用いて子宮下部を一括して縫合するU字縫合が極めて有効である。

❾ 子宮筋層縫合

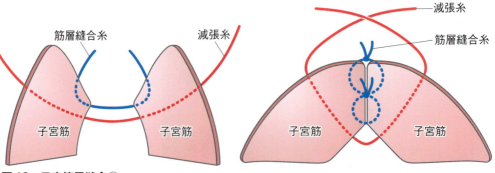

図13●子宮筋層縫合①
子宮底部横切開法では，胎盤の剝離操作を直視化できるほど子宮下方に向けて強力な子宮収縮が起きる。この収縮は子宮底部横切開法のメリットであるが，デメリットにもなり得る（100ページ参照）。筆者らが行う子宮筋層縫合は単結節一層縫合が基本であるが，子宮底部横切開時には，一層縫合では筋層を保つには弱い。まず減張糸をかけた後に二層の単結節縫合を行う。

Ⅱ 子宮底部横切開法の実際

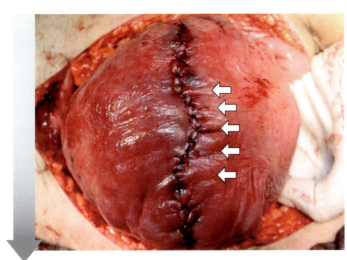

図14●子宮筋層縫合②
減張縫合に加えて二層の単結節縫合を行った。矢印は等間隔に入れた減張縫合によりできた，子宮筋層のくぼみである。

III 子宮底部横切開法のポイント

なぜ子宮底部を横切開するのか① —胎盤を避けることの意味—

　子宮底部横切開法の最大の利点は，"胎盤への切り込みを避け得る"ことである．胎盤は胎児を栄養するために存在する血流の豊富な臓器であり，その胎盤に切り込んだ瞬間から大量出血が始まる．数々の修羅場を潜り抜けてきたベテランの術者にとっては，胎盤を貫いて児を娩出することは簡単なことかもしれない[2]．しかし，筆者らにとっては，この胎盤を貫く手技は難しく感じられた．

　通常の帝王切開（子宮下部切開）でも，児の娩出に途惑うことがある．そこにいるのに，手で触れるのに，児が子宮の上方に逃げていく．冷や汗が噴き出す．何の変哲もない帝王切開でさえこのようなことが起こり得るのに，前壁付着の前置胎盤症例では，子宮筋層と胎児との間に存在する分厚い胎盤が児の娩出を妨げる．しかも，その胎盤からは出血し続けている．筆者らが目指したのは，誰もが，安全に，前置癒着胎盤の帝王切開を成し遂げる手術法の確立である．

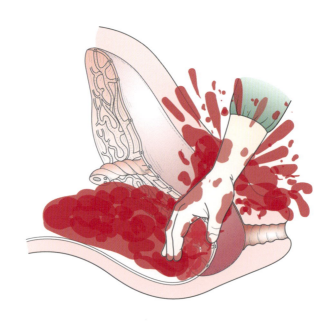

III 子宮底部横切開法のポイント

Wardの手法とその限界 —そして子宮底部横切開法の開発—

　これまでにも，胎盤への切り込みを避ける方法としてWardの手法や子宮体部を縦切開する方法，体部を横切開する方法があった。Wardは，子宮筋層の切開部位から手を挿入し，卵膜剥離を行いながら手指を進め，卵膜を掴み出すことにより胎盤に切り込まずに羊水腔に達するという方法を考案した（図15）[3]。

　ところが，これらの方法を用いても，子宮前壁を広く覆った癒着胎盤に対応することは難しい。このような症例ではWardの手法をもってしても，フリーになっている卵膜を把持することができないのである。そこで筆者らが考案したのが，胎盤の付着部から離れた上方（子宮底部）を切開する子宮底部横切開法である（図16）。

　本術式の最大の特徴は，胎盤への切り込みを避けて胎児を娩出し得ることにある。どんなに時間をかけても，胎児が失血することはない。急ぐ必要のない手術，誰もが安全に行える手術，それが子宮底部横切開法である。

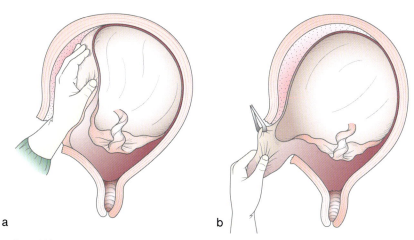

a　　　　　　　　　　　　　　b

図15●Wardの手法
a：術者は，子宮筋層の切開部位から手指を挿入し，卵膜剥離を行いながら手を進めていく。
b：卵膜を掴んで子宮筋切開創から引っぱり出すことにより胎盤に切り込まずに羊水腔に達する。
（Ward CR. Avoiding an incision through the anterior previa at cesarean delivery. Obstet Gynecol 2003；102：552-4. より改変）

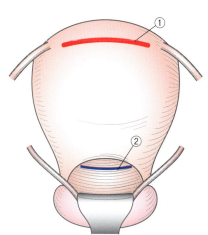

図16●子宮底部横切開法の切開部位
胎盤の辺縁から遠く離れた部位を横切開する（①）。②は通常の子宮下部（下節）横切開。

なぜ子宮底部を横切開するのか②
―子宮底部の筋層は，体部の筋層よりもずっと薄い―

　子宮の形状は，「性成熟期女性は，全長約7cm（鶏卵大）で，下方約1/3の子宮頸部，上方約2/3の子宮体部，および両者の移行部で解剖学的内子宮口と組織学的内子宮口の間に存在する長さ約0.5cmの子宮峡部に区別される。子宮峡部は妊娠末期には次第に延長し，子宮下部（lower uterine segment）を形成する。子宮体部の頂の部分を子宮底部とよぶ」とされる[4]。

　図17は，妊娠子宮の変化を表したものである[5]。この図では，子宮体部，子宮底部は，子宮下部（下節）と比べて筋層が厚く描かれている。実際に妊娠子宮の体部を縦切開あるいは横切開すると，筋層は厚く，そこからの出血も多い。

　筆者らが子宮底部横切開法を行うにあたり危惧していたのは，まさにこの点であった。子宮底部を切開したときの出血量が予測できなかったのである。ところが，実際に手術を行ってみると，子宮底部の筋層は想像していたよりも薄く，切開したときの出血も少なかった[6]（図18）。

　子宮底部筋層からの出血は細い血管を数本結紮することで，容易にコントロールできる。これが，子宮体部を切らずに，底部を切開する理由の一つである。

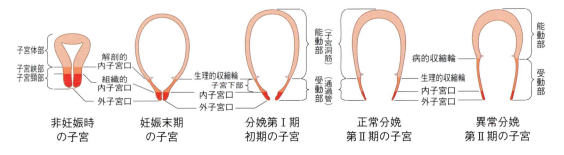

図17●妊娠子宮の変化
妊娠末期の子宮をみると，子宮下部（下節）と比べて，子宮体部・底部は筋層が厚く描かれている。実際の子宮筋層もそうなのだろうと考えていた。

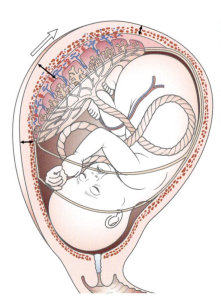

図18●妊娠子宮の筋層の厚さ
Gray's Anatomy 39版からの抜粋である。実際の子宮筋層もまさにこの図の通りで，子宮の厚さは子宮底部に近づくほど薄くなっていく。底部を切開したときの出血は，体部を切開した場合よりも明らかに少ない[6]。
（Standing S（ed）. Gray's Anatomy：The Anatomical Basis of Clinical Practice, 39th ed, Churchill Livingstone, London, 2005. より改変）

なぜ子宮底部を横切開するのか③
―子宮の血流を意識すると，横に切りたくなる―

　単に胎盤に切り込まないということだけが目的ならば，子宮底部を縦に切っても斜めに切ってもよいだろう．しかし，筆者らがあえて子宮底部を横に切開するのには理由がある．帝王切開の際の出血を減らし，さらには術後の創傷治癒を高めるために横切開が最良であると考えている．

　子宮動脈は，太く蛇行屈曲した上行枝（主枝）と腟壁上部から膀胱子宮窩方向に向かう下行枝とに分かれる．上行枝は子宮側壁を上行し，子宮体部に弓状枝（弓状動脈）を送る．また，弓状枝（弓状動脈）は漿膜直下で子宮を取り囲むように分枝し，子宮筋層の筋線維間を貫通する放射状枝を出す（図19）．

　Parker，Igarashi らは，子宮筋腫核出術の際に出血量を減らすための工夫として子宮筋層横切開を推奨した[7,8]．彼らは，「弓状動脈の走行に平行な切開となる横切開ならば，弓状動脈を切らずに手術を進めることができる．子宮の正中を縦切開する方法は，子宮卵管角部や子宮動脈上行枝の損傷を避け得るという利点があるが，複数の弓状動脈を切断してしまうため出血が多くなりやすい」と述べている（図19）[7,8]．妊娠によって血管の走行そのものが変わることはない．出血を減らすために横切開を行うという考えは，妊娠子宮においても当てはまる（図20）．

　横紋筋を用いた研究では，筋肉組織は血流が遮断された2時間後には変性し始めるという[9]．術後の創傷治癒を考えるうえで血流を保つことは極めて大切で，そのためにも，子宮底部を横切開することには大きな意味がある．子宮の血流を意識した結果，子宮底部を横切開するのが最良であるとの結論に達した．

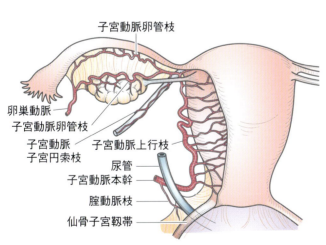

図19● 子宮動脈とその分枝（後方からみた図）
弓状動脈の走行に平行な切開となる横切開ならば，弓状動脈を切らずに手術を進めることができるため，出血量の軽減につながる．

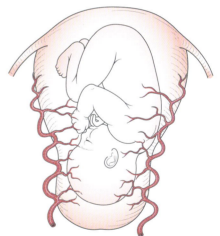

図20● 妊娠時の子宮動脈の走行
妊娠によって血管の走行が変わることはない．出血を減らすために横切開を行うという考えは，妊娠子宮においても当てはまる．

なぜ子宮底部を横切開するのか④
― 驚異の子宮収縮：子宮底部を切っているのに子宮下方の胎盤が見える ―

　子宮底部横切開法は前置胎盤に対する術式である。しかしながら，子宮底部からアプローチすることで，内子宮口近くの胎盤剝離面からの出血に対応できないとしたら本末転倒である。しかし，このような不安は杞憂に終わった。

　胎児娩出後の子宮収縮は素晴らしい。分娩第3期には，この強力な子宮収縮により胎盤が剝がされ，剝離後の止血がなされる（図21）[10]。

　子宮底部横切開時にも同様に，子宮下方に向かう強力な子宮収縮が現れる。子宮筋切開創から胎盤が盛り上がり，はみ出てくるような感覚に襲われるほどである（図22）。そこで，胎盤全体を直視下に観察しながら，剝離操作を進めていく。

　子宮下部横切開でも子宮体部横（縦）切開でも，胎盤を見ながら，剝離操作を進めることはできない。ところが，子宮底部横切開法では，子宮下方に向かう強力な子宮収縮により，子宮下部での胎盤剝離操作を直視化に行うことが可能となる。これが，子宮底部横切開のもう1つの利点である（図23）。

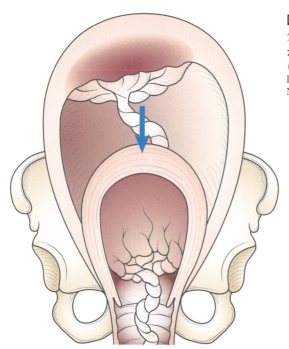

図21●分娩第3期の子宮収縮
分娩第3期には，強力な子宮収縮により胎盤が剝がされ，剝離後の止血がなされる。
（Cunningham FG, Leveno KJ, Bloom SL, et al. Physiology of Labor. In：Williams Obstetrics. 24th ed, p 416, McGraw-Hill, New York, 2014. より改変）

Ⅲ 子宮底部横切開法のポイント

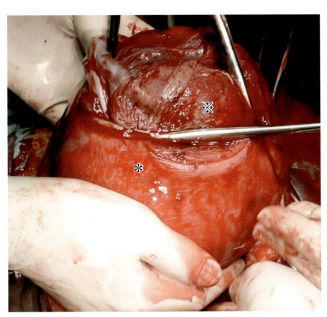

図22●児娩出後に筋層切開縁から露出する胎盤
＊：子宮壁
※：露出してきた胎盤
子宮底部横切開では，児娩出後の子宮下方への収縮が非常に強く，筋層切開縁から胎盤が盛り上がり，はみ出てくる。

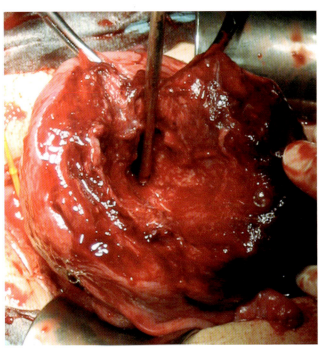

図23●胎盤剝離後の子宮下部
子宮底部横切開法では，子宮下方に向かう強力な子宮収縮により，子宮下部の胎盤剝離操作を直視化に行うことができる。これが，子宮底部横切開のもう1つの利点である。

なぜ子宮底部を横切開するのか⑤ ─子宮下部（下節）を切らない意味─

"子宮底部を切ること"だけではなく，"子宮下部（下節）を切らないこと"にも意味がある。前置胎盤での胎盤剝離後に最も収縮してほしいのはどこだろうか？ それは，子宮体下方から子宮下部にかけての胎盤付着部位である。子宮下部は，ただでさえ収縮が不良な部位である。このような症例に子宮下部横切開を行うと，収縮してほしい子宮下部子宮筋の断裂が，余計に収縮を妨げる（図24）。

子宮下部（下節）を切開し胎盤に切り込むことは，母児に大量出血を引き起こす。加えて，子宮下部子宮筋の切断はさらなる収縮不全を引き起こす。子宮下部を切ることが，二重，三重の意味でまずいことが理解できると思う。裏を返せば，子宮底部横切開時に子宮下方に向かう強力な子宮収縮が，前置胎盤の出血量軽減にどれだけ役立っているかがわかるだろう。

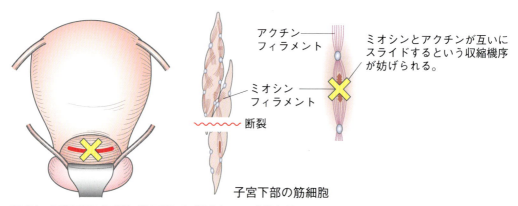

図24●子宮下部（下節）横切開で切断される子宮筋細胞
子宮底部横切開法の適応となるような子宮前壁を広く覆った前置胎盤の症例では，最も収縮してほしい子宮下部子宮筋の断裂がさらなる収縮不全を引き起こし，大量出血につながっていく。

> **COLUMN** 子宮筋の切開法

　帝王切開で子宮を切開する際には，胎児や胎盤，子宮筋腫などの位置を確認し，最も安全な切開線を柔軟にイメージすることが大切です．

　現在頻用されているのは子宮下部を横切開する方法ですが，その理由は術中出血量が少なく，次回妊娠時の子宮破裂リスクが低いことが示されているからです[1,2]．子宮下部横切開だけで十分なスペースが得られない場合は，子宮側方を縦走する子宮動静脈を避けながら，J字・U字・逆T字型に縦切開を加えます．

　子宮下部を縦切開する方法もありますが[3]，実際に十分なスペースを得ようとすると，膀胱をかなり下方へ剥離・圧排しないといけません．子宮切開が頸管や腟に及ぶ危険性もあるため，選択されるケースは稀でしょう．

　古典的な子宮体部縦切開が行われるケースもやはり稀です．その理由は次回妊娠時の子宮破裂リスクが有意に高いためです．実際の子宮破裂リスクは，古典的体部縦切開で4〜9％，下部縦切開で1〜7％，下部横切開では0.2〜1.5％と報告されています[1,2]．ただし，超早産で子宮下部がほとんど伸展していない症例や，子宮下部の筋腫や高度癒着，前壁付着の前置胎盤，死戦期帝王切開などのハイリスク妊娠の増加に伴い，今後は，古典的体部縦切開が必要になるケースが増えていくかもしれません．

　子宮下部をメスで切開した後，その切開を横方向に延長する方法には，クーパー剪刀を用いる鋭的な方法と，手指を用いる鈍的な方法があります．鋭的な延長法は，鈍的な延長法と比較して，術中出血量が多いことが示されました[4]．また，鈍的に子宮筋切開創を拡大する際には，左右方向に拡げるよりも上下方向に拡げる方が，術中出血量が少なく，意図しない子宮筋切開創の延長も減ると報告されています[4]．子宮下部横切開だけでは十分なスペースが得られず，J字・U字・逆T字型に縦切開を追加する場合は，クーパー剪刀を用いて鋭的に切開する方がスムーズです．

参考文献

1) Dahlke JD, Mendez-Figueroa H, Rouse DJ, et al. Evidence-based surgery for cesarean delivery: an updated systematic review. Am J Obstet Gynecol. 2013 ; 209 : 294-306.
2) Dodd JM, Anderson ER, Gates S, et al. Surgical techniques for uterine incision and uterine closure at the time of caesarean section. Cochrane Database Syst Rev. 2014 : CD004732.
3) Krönig B : Transperitoneale Cervikaler Kaiserschnitt. In : Operative Gynäkologie. Döderlein A, Krönig B (eds), Thieme, Leipzig, 1912.
4) Xodo S, Saccone G, Cromi A, et al. Cephalad-caudad versus transverse blunt expansion of the low transverse uterine incision during cesarean delivery. Eur J Obstet Gynecol Reprod Biol. 2016 ; 202 : 75-80.

どのように子宮底部を横切開するのか① ―胎盤辺縁（上縁）の描出―

筆者らは，子宮底部を横切開する際に術中超音波検査（開腹下に子宮筋に直接プローブを当てて胎盤と子宮筋層を観察する方法）の所見を参考にしている（図25）。術中超音波検査で胎盤の辺縁（上縁）を確認しながら，子宮底部の前壁もしくは後壁に横切開を加える。胎盤の輪郭を超音波ガイド下にマーキングしながら筋層切開部位を決めるのであるが，マーキングには，手術用の皮膚マーカーもしくはピオクタニンブルーを使用している（図26）。術中超音波検査を行う際は，超音波ゼリーを用いずに子宮表面に生理食塩水をかけながら行っているが，子宮の表面が濡れていると皮膚マーカーでマーキングするのが難しい。そのため，最近はピオクタニンブルーを多用している。

胎盤の輪郭を一通りマーキングした後は，そこから2〜3cm上方頭側に筋層切開予定線をマーキングする（図27, 28）。

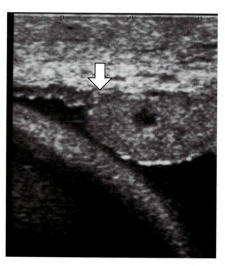

図25●術中超音波検査
画面の中央に胎盤の辺縁（上縁）を持ってくる（⇨）。

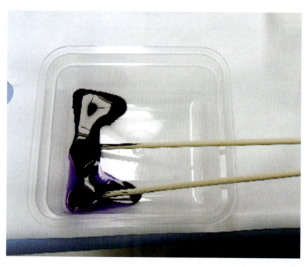

図26●ピオクタニンブルーの準備
マーキングには，手術用の皮膚マーカーもしくはピオクタニンブルーを綿棒に浸して使用する。

III 子宮底部横切開法のポイント

> 胎盤辺縁（上縁）描出の実際
>
> ①子宮の縦断面を表示する向き（矢状断）に超音波プローブを動かす。
> ②画面の中央に胎盤の辺縁（上縁）を描出する。
> ③超音波プローブの中央にピオクタニンブルーでマーキングする。
> ④隣接する位置にプローブを動かす。
> ⑤画面の中央に胎盤の辺縁（上縁）を描出する。
> ⑥超音波プローブの中央にピオクタニンブルーでマーキングする。
> ……以下，繰り返し。

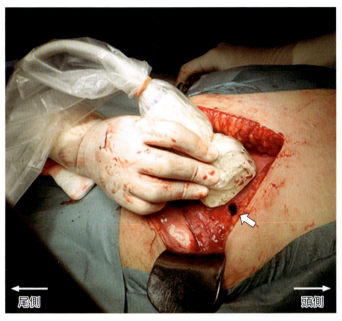

図27●胎盤辺縁（上縁）描出の実際①
画面の中央に胎盤の辺縁（上縁）を描出しながら，超音波プローブの中央にピオクタニンブルーでマーキングする（⇨）。この操作を繰り返すことで，胎盤の辺縁（上縁）全体を正確に描出することができる。

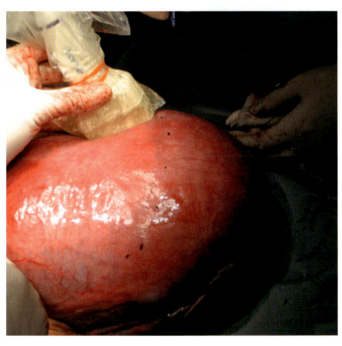

図28●胎盤辺縁（上縁）描出の実際②
胎盤の辺縁（上縁）を一通りマーキングしたところ。ここから2～3cm上方頭側に筋層切開予定線をマーキングする。

どのように子宮底部を横切開するのか② ─子宮筋層切開時の様々な工夫─

　最初の筋層切開はメスで行う。子宮底部の筋層は薄いため，すぐに卵膜に到達する。曲型クーパー剪刀で筋層切開を拡げるが，その際に腸ベラを用いて卵膜の膨隆を抑えると操作がしやすい（**図29**）。

　前置胎盤では，数本の細い血管を結紮することで子宮底部からの出血をコントロールすることができるが（**図30**），子宮卵管角部は血流が豊富であるため，切開創を拡げるときは子宮卵管角部にかからないように注意する[11]。

　また，切開が子宮体部に至る場合には，出血が多くなるため，切開縁にケリー鉗子をかけて止血しながら切開を拡げる（**図31**）。これらの工夫により，切開創からの出血はほぼ完全にコントロールできる[1,2]。

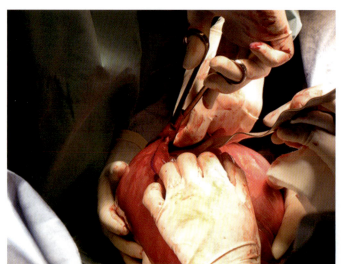

図29●筋層切開の拡大
筋層切開を拡げる際には曲型クーパー剪刀を用いるが，その際に腸ベラで卵膜の膨隆を抑えると操作が容易となる。

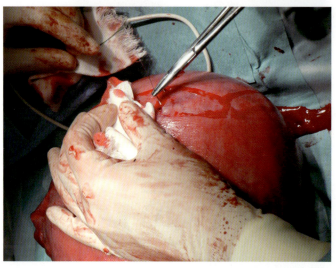

図30●子宮底部からの出血
子宮底部からの出血は少ない。特に前置胎盤では，数本の細い血管を結紮することで子宮底部からの出血をコントロールすることができる。

Ⅲ 子宮底部横切開法のポイント

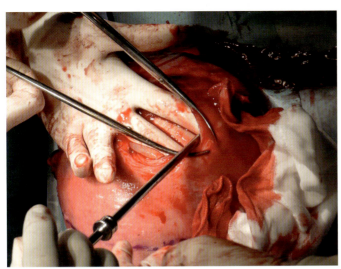

図31●切開が子宮体部に至る場合
切開が子宮体部に至る場合には、切開縁にケリー鉗子をかけて止血しながら、切開創を拡大する。

COLUMN 娩出困難時の対処法

　陣痛が発来する前の子宮下部は筋層が厚く、児頭も圧迫を受けずに球形を保つため、児頭の娩出に困難を伴うことがあります。そのような症例にも速やかに対応できるよう、手術室に吸引器や鉗子が準備されていることを確認してください。

　子宮筋収縮が急激に起きた場合、児の娩出が困難になることがあります。そのようなときには、ニトログリセリンを用いて一時的に筋弛緩を図ることで、一連の児娩出操作が容易になります[1]。ただし、吸引・鉗子分娩や緊急子宮弛緩を用いることにより、児の予後が有意に改善するというエビデンスはないため、娩出困難が予測される症例全例に、これらの処置をルーチンに行うことは推奨されません[2]。

　既に分娩が進行し児頭が著しく下降している症例では、児頭を子宮筋切開創まで挙上することが困難になります。そのような場合は、①助手が腟から子宮方向へ児頭を押し上げる方法（Push法）と、②術者が児の下肢を牽引して骨盤位として娩出する方法（Pull法）が考慮されます。両者を比較すると、Pull法の方が子宮感染や切開創の延長、術中出血、児のNICU入院といったリスクが低いことが報告されています[2]。Pull法で児を下肢から娩出するには、子宮体部を比較的高めに切開する必要があるため、術前によくシミュレーションしておくべきでしょう。

参考文献

1) Dodd JM, Reid K. Tocolysis for assisting delivery at caesarean section. Cochrane Database Syst Rev. 2006：CD004944.
2) Waterfall H, Grivell RM, Dodd JM. Techniques for assisting difficult delivery at caesarean section. Cochrane Database Syst Rev. 2016：CD004944.

子宮頸部からの膀胱剥離① ―天下分け目の関ヶ原―

　胎盤剥離の前には，"必ず"子宮頸部からの膀胱剥離を試みる。ここで，スムーズに膀胱が剥離できるようなら，"胎盤を"剥離できる可能性が高いと判断する。また，穿通胎盤のために膀胱剥離中に強出血をみたり，剥離後に子宮下部から胎盤が透けて見えたりするようなら，胎盤剥離を回避して子宮摘出術に移行する（症例によっては二期的治療に移行する）。膀胱を子宮頸部から剥離できるかどうか，膀胱を剥離した後の子宮頸部の所見がどのようになっているかで，"胎盤剥離を試みてよいのか"，"子宮を温存できるのか"という予測を立てることができる（**図32**）[1,2]。

　胎盤剥離中に突発的な出血が起きた場合にも，子宮壁から膀胱を剥離しておけば，速やかに子宮摘出に移行できる。これらのことが，筆者らが膀胱剥離を天下分け目と捉え，胎盤剥離の前に，"必ず"膀胱剥離を試みる理由である。

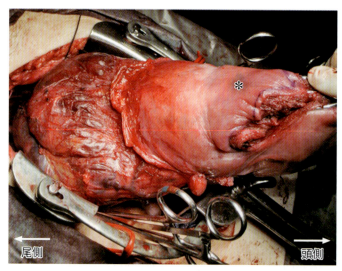

図32●膀胱剥離後の子宮下部
＊：子宮底部
絨毛の筋層浸潤が強いため，子宮下部はダルマ状に腫大し，子宮筋から胎盤後面が透見されている。このような子宮下部の所見は，膀胱を剥離しようとして初めてわかることが多い。この症例では，子宮を温存することは困難であると判断して子宮摘出術を行った。

子宮頸部からの膀胱剥離②―地獄の門が開かぬように，日々のトレーニングを―

　膀胱剥離を行う際は，①膀胱と子宮の境界部を緊張させると，粗な結合織が"蜘蛛の巣"様に浮き上がるので，この部分をモノポーラで焼灼しながら慎重に剥離を進める（図33），②剥離中に見えてくる血管は絶対に傷つけてはいけない血管だと想定し，手術を進める（図34），の2つの点に気をつける。これらのことは，前置癒着胎盤の患者を目の前にしていきなりできることではない。膀胱と子宮の境界部を緊張させたときに現れる"蜘蛛の巣"様の結合織を，隆々と怒張した血管を避けながら焼灼していかなければならない。地獄の門が開かぬように，慎重に手を進めてほしい。

　通常の帝王切開（子宮下部横切開）の際にも，"蜘蛛の巣"様の粗な結合織や血管を確認することができる。帝王切開時の膀胱剥離を行う際に，このような所見に目を止めることなく，一気に膀胱を下ろしてしまうのは実にもったいない。普段から，この患者は前置癒着胎盤であると想定し，膀胱剥離のトレーニングをしてほしい。前置胎盤のトレーニングは前置胎盤の患者で行うものではない。日ごろの準備がいざというときに必ず活きてくる。

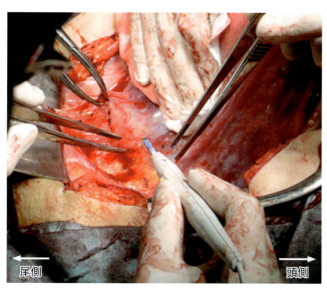

図33●膀胱剥離を行う際の注意点①
膀胱と子宮の境界部を緊張させると，粗な結合織が"蜘蛛の巣"様に浮き上がる。この結合織をモノポーラで焼灼しながら剥離を進める。

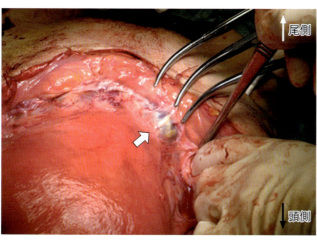

図34●膀胱剥離を行う際の注意点②
粗な結合織の奥に怒張した血管が透けて見える（⇨）。剥離中に見えてくる血管は絶対に傷つけてはいけない血管だと想定し，手術を進める。地獄の門を開けてはならない。

二期的手術の捉え方 —退くこともまた勇気—

　子宮底部横切開と，二期的手術・二期的待機療法は相性が良いと感じている。児を娩出するために，一旦，胎盤に切り込んでしまうと，手術の中断は難しい。この先に何が起きようが，立ち止まることは許されない状況になる。しかし，底部横切開であれば，一旦退却して，後日二期的に子宮摘出を行うことが可能となる（図35, 36）。また，症例によっては胎盤の自然剝脱を期待する保存的対処法を選択することもできる[12, 13]。

　二期的治療を選択した場合，その待機中に大量出血が起きたらどうしよう，重篤な感染が起きたらどうしようという不安が消えることはない[14, 15]。一方で，膀胱壁に達するような穿通胎盤に対して一期的子宮摘出を行うことも決して容易ではない[16]。どちらを選んでも母体に深刻なダメージをもたらし得る難しい選択である。この点については第5章で解説する。

　児娩出後30分を経過しても胎盤剝離兆候を認めず，剝離出血も認められない症例には，二期的治療を考慮する。この決断が子宮温存につながるかもしれない。退くこともまた勇気である。

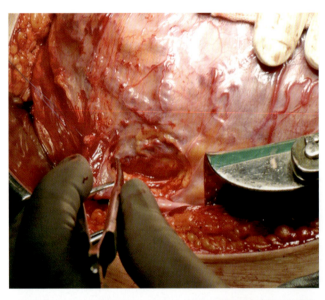

図35● 二期的治療移行例①
子宮漿膜面には隆々とした血管の怒張を認めた。子宮頸部から膀胱を剝離しようと試みたが，膀胱への浸潤を疑う状態であった。これ以上操作を進めるのは危険と判断して，二期的治療に移行した。

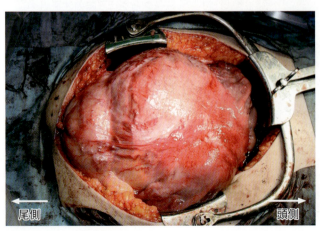

図36● 二期的治療移行例②
胎盤を残したまま，子宮底部横切開の切開創を縫合したところ。

ターニケットの有用性

　膀胱剥離後の子宮下部の所見から，胎盤剥離が可能と判断した場合には，胎盤剥離時の出血軽減策としてネラトンカテーテルによる子宮下端の駆血（Rubin's tourniquet technique）を行う[17-19]（図37〜39）。両側の広間膜を開窓し，直径2.5 mmのネラトンカテーテルを通し，子宮の下端を巻くように締める。慣れないうちはネラトンカテーテルを結ぼうとしても緩んでしまうため，必ずしもカテーテルを結紮する必要はない。カテーテルを子宮頸管前方で交差させて，交差部をコッヘル鉗子で挟鉗するだけでよい。骨盤底からの上行血管だけでなく子宮動脈をも圧迫する強力な駆血法である。駆血時間が長引くと血栓形成のリスクが生じる。筆者らは15分を1つの目安としているが，剥離操作に手間取るようなら，一旦駆血を解除して血流を再開させる必要がある。看護師に駆血時間をカウントさせるとよい。

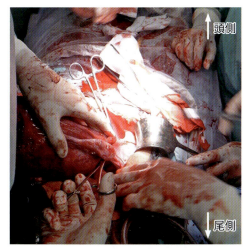

図37●子宮下端の駆血（Rubin's tourniquet technique）①
子宮左側の広間膜を開窓している。

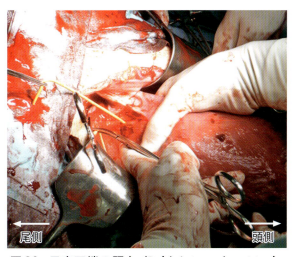

図38●子宮下端の駆血（Rubin's tourniquet technique）②
両側の広間膜を開窓し，直径2.5 mmのネラトンカテーテルを通したところ。

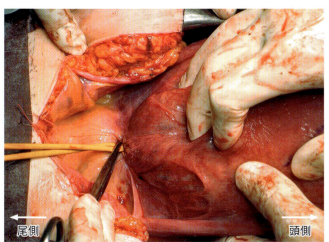

図39●子宮下端の駆血（Rubin's tourniquet technique）③
ネラトンカテーテルで子宮下端を巻くように締めて血流を遮断する。子宮下部の血流遮断法としては最も有効な方法であると考えているが，血栓形成のリスクを念頭に置く必要がある。

胎盤剥離の前に行う様々な工夫

　癒着胎盤の手術にストレスを感ずる大きな理由の一つは，"胎盤剥離を行うべきなのか"，"危険を伴うがゆえに剥離を回避すべきなのか"を判断する情報が乏しいことである。このことが術者の恐怖となり，ひいては不必要な子宮摘出につながる。ここでは，子宮底部横切開法の際の胎盤剥離のトライアルを安全に進めるための工夫について詳述する。

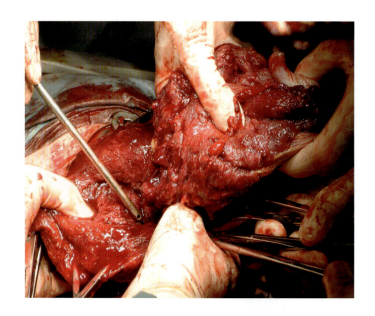

胎盤剝離の前にできること① ─見ればわかる肉眼所見の重要性─

　胎盤剝離の前には，"必ず"子宮頸部からの膀胱剝離を試みる[20]。ここで膀胱がスムーズに剝離できるようなら，胎盤を剝離できる可能性が高いと判断する。また，膀胱剝離後に子宮下部から胎盤が透けて見えたりするようならば，胎盤剝離を回避する。絨毛の筋層浸潤が強い場合，子宮下部はダルマ状に腫大し，子宮筋から胎盤後面が透見される。膀胱を剝離したときに，子宮下部にこのような所見が得られた場合，胎盤剝離は相当の危険を伴う（**図40**）。

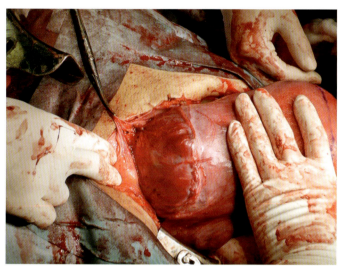

図40● 子宮漿膜面から透見された胎盤後面
絨毛の筋層浸潤が強い場合，子宮下部はダルマ状に腫大し，子宮筋から胎盤後面が透見される。胎盤剝離は危険と判断し，そのまま子宮摘出術に移行した。

胎盤剥離の前にできること② ―術中超音波検査のもう1つの意味―

　術中超音波検査は開腹下に子宮に直接プローブを当てて胎盤と子宮筋層を観察する方法である。通常の経腹超音波検査と比べて，脱落膜を詳細に観察することができる（図41）。胎盤剥離を行う前であれば，観察にどれだけ時間をかけても問題はない。胎盤に切り込まない子宮底部横切開法だからこそ可能な手法である。術中超音波検査の目的は胎盤辺縁（上縁）の確認だけではない。癒着胎盤の有無の最終診断を行ううえでも大切な検査と考えている。

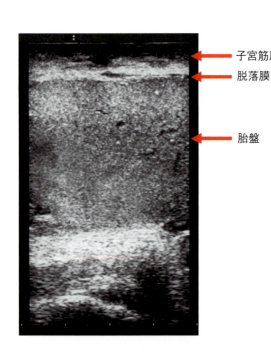

図41●術中超音波検査の所見
胎盤と子宮筋層の間には脱落膜が存在している。術中超音波検査では，癒着胎盤の評価に有用な脱落膜を詳細に観察することができる。この症例は，脱落膜が途絶することなく，胎盤のほぼ全面にわたり観察された。癒着胎盤の有無の最終診断が，術中超音波検査のもう1つの目的である。

術中超音波検査の実際（長崎大学方式）[21]

体表観察用（浅部表在用）のリニアプローブに清潔なプローブカバーを被せて使用する。リニアプローブは通常の経腹超音波で使用するコンベックスプローブよりも高周波（4〜13 MHz）のものを用いる。胎盤が前壁付着の場合には，子宮筋層切開前に前面の胎盤を丁寧に観察し，脱落膜が全面にわたり観察できれば癒着胎盤ではないと考える。癒着胎盤が疑われた場合に胎盤を剥離するか否かは，児娩出後に再度超音波検査で入念に観察し決定する。胎盤が後壁付着の場合には，児娩出後に子宮を腹腔外に出すことで子宮後方から胎盤の観察が可能となる。その所見から胎盤剥離の可否を判断する。

胎盤剥離後の確認は慎重に

　胎盤剥離後は，駆血を解除し，胎盤剥離面からの出血の有無を確認する（**図42**）。出血が少量であれば吸収糸によるZ縫合を行い，強出血であれば，再度ターニケットを締めて止血操作に移行する。

　胎盤が剥離できた場合でも，小さな胎盤遺残の可能性を常に念頭に置く。かつて直径1cmほどの胎盤遺残（癒着胎盤）に気づかずに閉腹してしまった苦い経験がある。幸いにも遺残胎盤は自然に脱落し事なきを得たが，この経験以来，胎盤剥離面の観察はより慎重に行うよう心がけている。

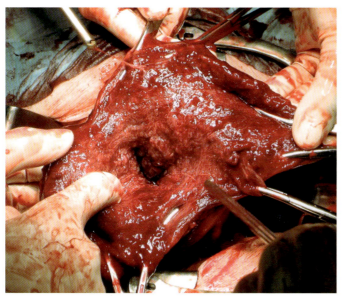

図42● 胎盤剥離後の確認
胎盤剥離面の状態と剥がれた胎盤の母体面は慎重に観察する。胎盤遺残の可能性を常に念頭に置く。

COLUMN　帝王切開における血栓症予防

　妊娠・分娩・産褥はいずれも静脈血栓塞栓症（venous thromboembolism：VTE）のリスク因子であり，産褥期は特にリスクが高くなります。帝王切開のVTEリスクは経腟分娩の2倍となり，緊急帝王切開ではさらにリスクが高まります[1]。

　欧米の妊婦は血栓性素因や肥満を背景に，日本の妊婦より血栓症リスクが高いといわれてきました。ところが近年は，妊産婦の死亡原因における肺血栓塞栓症（pulmonary embolism：PE）の割合が日本でも増加しており，アメリカで10%[2]，日本で6%[3]となっています。未治療の深部静脈血栓症（deep vein thrombosis：DVT）がPEに移行する確率は60%にのぼり[4]，妊娠に関連した致死的PEの80%以上が帝王切開後に発症する[5]ことからも，帝王切開の血栓症予防はわが国でも重要なテーマです。

　帝王切開のVTE予防について参考になるのは，米国胸部専門医学会（ACCP）[1]と英国産科婦人科学会（RCOG）[6]のガイドラインです。VTEの予防法は，早期離床や弾性ストッキング，間欠的空気圧迫法などの理学療法と，抗凝固療法に大別されます。術中より弾性ストッキングを着用し，術後に早期離床を促すことは広く行われており，間欠的空気圧迫法や抗凝固療法を併用する場合は，ACCPの提唱するリスク因子を参考にします（表1）[1]。1つ以上のMajorリスク因子あるいは2つ以上のMinorリスク因子がある場合，術中からの間欠的空気圧迫法，または術後の低分子ヘパリンを用いた抗凝固療法が推奨されています[1]。さらに多くのリスク因子が重なるようであれば，間欠的空気圧迫法と抗凝固療法を併用します。

　なお間欠的空気圧迫法を始める際には，DVTがないことをよく確認しておく必要があります。ACCPやRCOGは安全性の観点より低分子ヘパリンを推奨していますが，日本では保険適用の関係で未分画ヘパリンを使用するケースが多いと思われます。ヘパリン使用中の硬膜外麻酔使用については，添付文書の記載に従ってください。

表1 ■ ACCPの提唱する静脈血栓塞栓症のリスク因子

Majorリスク因子	Minorリスク因子
出産前に1週間以上の安静臥床 術中出血量が1,000 mL以上 VTE既往 胎児発育不全を伴う妊娠高血圧腎症 血栓性素因（アンチトロンビン欠損症など） 全身性エリテマトーデス（systemic lupus erythematosus：SLE），心疾患，鎌状赤血球症，輸血，感染	BMIが30 kg/m²以上 多胎 分娩後出血が1,000 mL以上 喫煙（10本以上／日） 胎児発育不全，妊娠高血圧腎症 血栓性素因（プロテインS欠損症・プロテインC欠損症）

参考文献

1) Bates SM, Greer IA, Middeldorp S, et al. VTE, thrombophilia, antithrombotic therapy, and pregnancy：Antithrombotic Therapy and Prevention of Thrombosis, 9th ed：American College of Chest Physicians Evidence-Based Clinical Practice Guidelines. Chest. 2012；141（2 Suppl）：e691S-736S.
2) Berg CJ, Callaghan WM, Syverson C, et al. Pregnancy-related mortality in the United States, 1998 to 2005. Obstet Gynecol. 2010；116：1302-9.
3) 長谷川潤一，関沢明彦，桂木真司，他．妊産婦死亡の現状と課題．周産期医学．2016；46：441-4.
4) Douketis JD, Kearon C, Bates S, et al. Risk of fatal pulmonary embolism in patients with treated venous thromboembolism. JAMA. 1998；279：458-62.
5) Greer IA. Thrombosis in pregnancy：maternal and fetal issues. Lancet. 1999；353：1258-65.
6) Royal College of Obstetricians and Gynaecologists. Reducing the Risk of Venous Thromboembolism during Pregnancy and the Puerperium. Green-top Guideline No. 37a. 2015.

止血操作の様々な工夫① ─U字縫合─

　胎盤剝離面からの出血が，少量であれば吸収糸によるZ縫合を行い，強出血であれば再度ターニケットを締めてU字縫合等の止血操作に移行する。

　U字縫合は，出血部の上下にかける，子宮筋全層を貫通する縫合である[22]（**表2, 図43〜45**）。**図46**は，上臀動脈や一部外腸骨動脈から分枝し，骨盤底を網の目のように巡り，子宮に向かう血管群である。胎盤剝離後の制御不能の強出血の一部は，この血管群からもたらされる。このような出血に対しては，子宮下部を一括して縫合するU字縫合が極めて有効である。

表2■U字縫合のコツ

①尿管の走行を確認しておく。
②子宮下部のできるだけ低い位置を狙う。
③大きな丸針を真っ直ぐに伸ばして，内腔から外に向けて針を抜いていく。

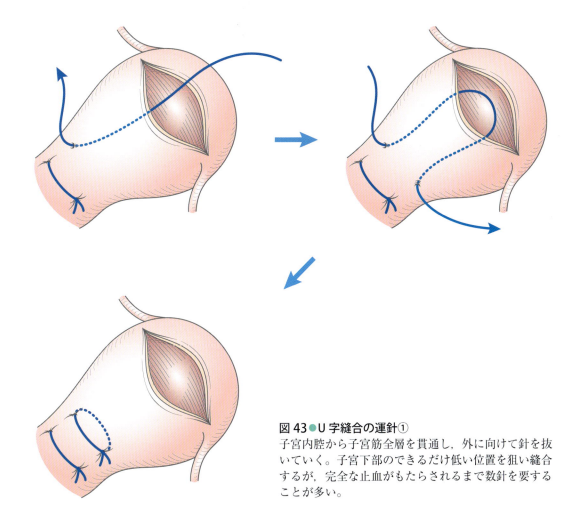

図43●U字縫合の運針①
子宮内腔から子宮筋全層を貫通し，外に向けて針を抜いていく。子宮下部のできるだけ低い位置を狙い縫合するが，完全な止血がもたらされるまで数針を要することが多い。

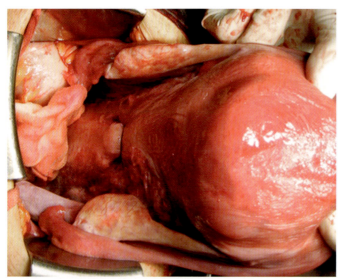

図44●U字縫合の運針②
子宮後壁にかけたU字縫合の1針目。子宮内腔から子宮筋層を貫通し，外に向けて針を抜く。

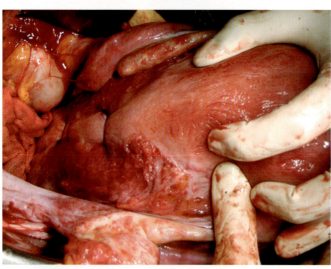

図45●U字縫合の運針③
この症例では，完全な止血が得られるまでに3針のU字縫合を要した。

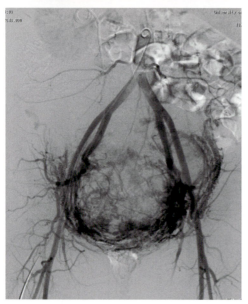

図46●前置癒着胎盤に対して二期的治療を選択した症例の血管造影所見
帝王切開術後26日目の血管造影所見である。上臀動脈や外腸骨動脈から分枝し，骨盤底を網の目のように巡り子宮に向かう血管群が見える。胎盤剥離後の制御不能の強出血の一部は，この血管群からもたらされる。

子宮頸部前壁を縫合する際の運針は比較的容易に感じるが，硬い後壁の筋層を貫通して縫合する場合は，通常の針では運針が難しい。筆者らは，全長45 mmの弱弯の鈍針（**図47**，福井大学U字縫合針セット：株式会社秋山製作所）を特別注文して使用している。U字縫合を行うには使い勝手が良い針だと感じている。

　U字縫合に備えて，膀胱を子宮頸管から完全に剝離しておくこと，尿管の走行を確認しておくことも大切である。U字縫合は子宮底部横切開法以外の帝王切開の止血にも用いることができる有用な止血法である。

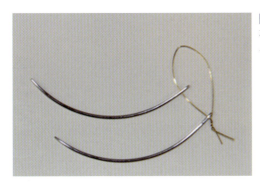

図47●弱弯の鈍針（サイズ：0.90 × 45 1/4）
硬い子宮後壁の筋層を貫通して縫合する場合にも，使いやすい針だと感じている。
（福井大学U字縫合針セット：株式会社秋山製作所）

止血操作の様々な工夫② ― Bakri® バルーンの使用 ―

「母体安全への提言2013」の中で，産科出血死を減らすために搬送元で最低限行う処置の一つに「バルーンタンポナーデ試験」が挙げられた。バルーンタンポナーデは分娩後出血（postpartum hemorrhage）に対して，縫合止血法，骨盤内の動脈結紮，血管内治療と同等の効果があると報告され[23]，その簡便さからも，今後ますます適応が広がることが予想される。

前置癒着胎盤症例の胎盤剝離後に，少量の出血が縫合困難な部位から続いている症例などは，バルーンタンポナーデのよい適応である。子宮底部横切開法と併用する場合は，バルーンを拡張しても筋層縫合時に邪魔にならず，止血効果も目視できるため，その親和性は高い。Bakri® バルーン（図48）の挿入操作については，松原らが様々な工夫を提唱している[24, 25]。

Bakri® バルーンを底部横切開法と併用する際の注意点を示す（表3）。子宮下端のターニケットをきつく締めたままでは，カテーテルシャフトの先端（拡張ポートとドレナージポート）が内子宮口を越えることは難しい。Bakri® バルーン挿入時には，ターニケットを一旦緩めてから挿入するとよい。また，子宮筋層縫合時には，バルーン部分が切開創から遠くなる。松原らのfishing法を用いてバルーンを保持するとよい[24, 25]（図49）。バルーンの挿入（留置）にもたついている間にも出血量は増加する。日ごろのシミュレーションと準備が大切である。

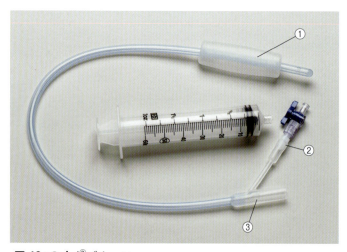

図48●Bakri® バルーン
①：バルーン，②：拡張ポート，③：ドレナージポート
（Permission for use granted by Cook Medical, Bloomington, Indiana）

Ⅲ 子宮底部横切開法のポイント

表3■Bakri®バルーンを子宮底部横切開法と併用する際の注意点

① Bakri®バルーン挿入時には，ターニケットを一旦緩める。
② 子宮筋層を縫合する際にはfishing法を用いてバルーンを保持する（図49）。
③ バルーンの挿入（留置）にもたつかないよう，普段からシミュレーションを行っておく。

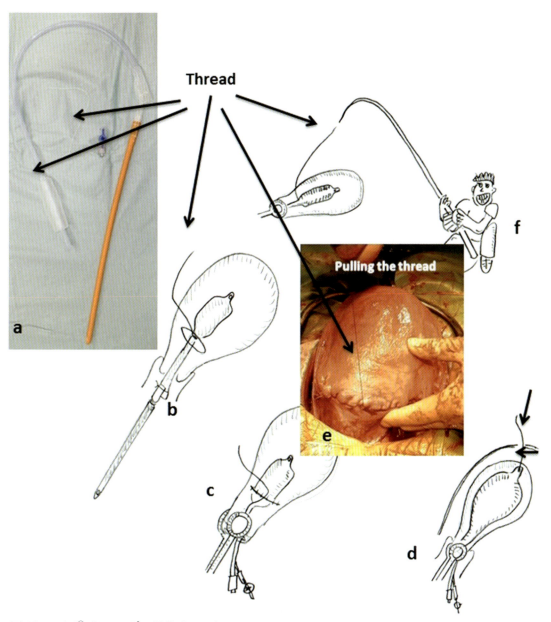

図49●Bakri®バルーン挿入操作時の工夫
ネラトンカテーテルをBakri®バルーンの拡張ポートに接続して，子宮筋切開創から腟方向への挿入をスムーズにする。Bakri®バルーンにつけた糸を引きながら，バルーンを適正位置に保ちつつ手術を進める。松原らのfishing法では，糸（thread）を釣り糸に見立てている。
（Matsubara S, Baba Y, Takahashi H. Preventing a Bakri balloon from sliding out during "holding the cervix": "fishing for the balloon shaft" technique（Matsubara）. Acta Obstet Gynecol Scand. 2015；94：910-1. より改変）

子宮筋層縫合 ─長所が短所にもなる子宮収縮─

　子宮底部横切開法では，胎盤の剥離操作を直視下に行えるほどの強力な子宮収縮が子宮下方に向けて生じる（図50）。この収縮が子宮底部横切開法のメリットであることは既に述べたが，これは同時にデメリットにもなる。子宮底部横切開法では，その強力な子宮収縮ゆえに，筋層創部の解離が助長されてしまうのである（図51）。

　子宮底部横切開法で子宮を温存した症例のうち，瘢痕だけで筋層創部がつながっていると考えられた症例を3例経験した（図52）。

　筆者らが通常行う子宮筋層縫合は単結節一層縫合が基本であるが，子宮底部横切開時には一層縫合では弱い。減張糸をかけた後に単結節二層縫合を行うことにより，癒合不全を防止している（図53）。

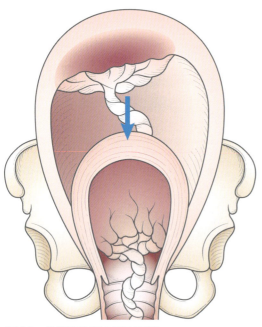

図50●分娩第3期の子宮収縮
分娩第3期の強力な子宮収縮により胎盤の剥離が促され，剥離後の止血がなされる。

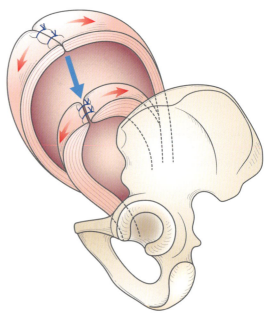

図51●子宮底部横切開法後の筋層創部の解離
子宮底部横切開法時に起きる子宮下方に向かう強力な子宮収縮は，筋層創部の解離を助長し，癒合不全の原因となる。

Ⅲ　子宮底部横切開法のポイント

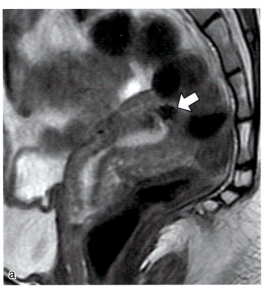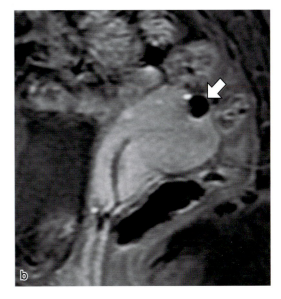

図 52●子宮底部横切開術後 1 年の MRI
a：T2 強調像。既往帝切創部に癒合不全を疑う低信号域を認めた（⇨）。
b：造影 T1 強調像。癒合不全の部位は全く造影されず，低信号のままである（⇨）。

（JA 長野厚生連 北信総合病院 長田亮介先生よりご提供）

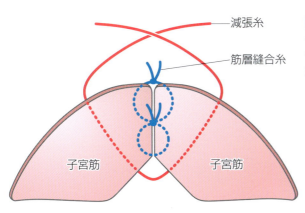

図 53●子宮底部横切開時の縫合
子宮底部横切開時には，一層縫合では筋層を保つには弱い。減張縫合に加えて二層の単結節縫合を行う。

101

次の妊娠への備え① ─子宮の再縫合手術─

　癒合不全を起こした症例が，将来的に次の妊娠を希望するなら，その前に再縫合手術（再建術）が必要だと考えている。実際に，藤田保健衛生大学やJA長野厚生連北信総合病院において再縫合手術が行われた（図54）。藤田保健衛生大学で再建術を受けられた患者は，その後，妊娠が成立し生児を得ている。

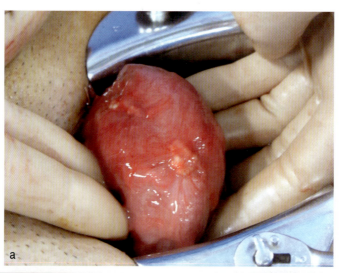

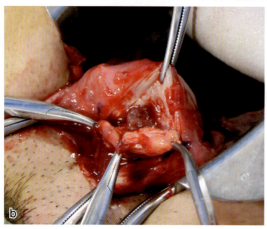
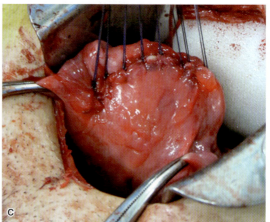

図54●再縫合手術中の術中写真
a：瘢痕部がくぼんでいる。
b：瘢痕を舟形に切除したところ。
c：#2-0 バイクリル®（Johnson&Johnson K.K.）を用いて，およそ7mm間隔で単結節二層縫合を行った。

（JA長野厚生連 北信総合病院 長田亮介先生よりご提供）

次の妊娠への備え② ―術後管理の重要性―

　子宮底部横切開法を選択するにあたり忘れてならないのは，「子宮底部横切開法は次回妊娠を想定した術式ではない」という点である．2010年に行った全国調査では，この手術が実施された51例中（うち子宮温存例は24例），次の妊娠を希望したのはわずか6例であった[20]．子宮底部横切開が行われた症例のほとんどが既に複数回の帝王切開を受けていることを考えると，これも当然の結果と思われた．それでも，次の妊娠を希望する患者がゼロでない以上，次回妊娠を想定した術後管理は極めて重要となる．子宮底部横切開で子宮を温存した場合の管理方針を以下に示す（表4）．

表4■子宮底部横切開法による子宮温存症例の管理指針（福井大学，2013）

次回妊娠希望例の管理指針
①術後1年間は避妊する．
②1年後の造影MRIとHSG[*1]，hysterosonography[*2]で異常を認めない場合に限り妊娠を許可する．
③妊娠が成立した場合には，妊娠25週よりMFICUのある施設に入院管理する．
④胎児の肺成熟を確認して，妊娠35週前後に帝王切開を行う．

[*1] HSG（hysterosalpingography：子宮卵管造影検査）
[*2] Hysterosonography（通水超音波検査）
[*1,2] 子宮内腔を造影剤あるいは生理食塩水で膨らませて観察することで癒合不全の診断を確実にする．

さらなる工夫 ─羊水の除去（愛仁会高槻病院）─

　子宮底部横切開法では，子宮底部を腹腔外に露出するため，腹壁切開は臍上部まで延びる（図55）。このことは母児の安全と比べれば些細な問題であると考えていた。ところが，中後，小辻らから新たな工夫が報告された[26, 27]。

　その方法は，腹壁切開を臍下にとどめ，超音波ガイド下に18G針で子宮壁を穿刺し，羊水吸引後に子宮底部の腹腔外露出を行うというものである（図56）。その手法により，妊娠30〜37週（児出生時体重2,134〜2,610 g）の7例で，35〜550 mLの羊水吸引によって臍横までの腹壁切開で子宮底部を腹腔外に露出することができたという。女性の美容面に配慮しつつ，麻酔高を低めに抑えて子宮底部横切開を行うことができる。

　子宮底部横切開法は未だ完成された術式ではない。今後も様々な工夫を重ねながら，前置癒着胎盤症例での安全な分娩に寄与していきたい。

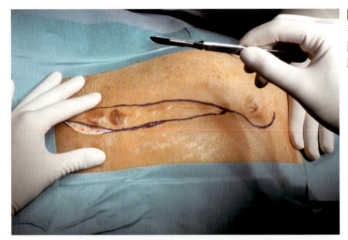

図55● 子宮底部横切開の皮膚切開
子宮底部横切開法では，子宮底部を腹腔外に露出する必要があるため，通常腹壁切開は臍上部に至る。

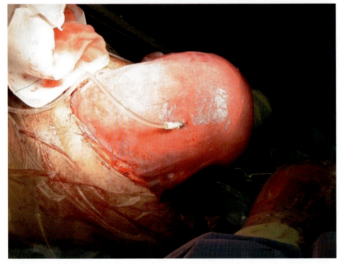

図56● 羊水吸引後に腹腔外に挙上された子宮
超音波ガイド下に，可能な限り胎盤を回避して18G針で子宮壁を穿刺する。羊水吸引後に子宮底部を腹腔外に露出する。羊水吸引による子宮容量縮小により，臍下（横）までの腹壁切開で子宮底部横切開が可能となる。

（愛仁会高槻病院 中後聡先生よりご提供）

Ⅳ おわりに

すべての手術操作を落ち着いて行えることの意味

　子宮底部横切開法では，従来の術式に比べて出血を少なく抑えることができる。これまでの検討では，子宮摘出の有無にかかわらず，子宮底部横切開法の術中総出血量は平均1,370 g（羊水含む）であった。同時期の他術式による前置癒着胎盤症例の平均出血量1,961 gと比べ，出血量は有意に少なかった（P = 0.0048）。その理由は以下の3点に集約される（表5）。

　従来の術式では，癒着胎盤へ切り込んでしまうと，強出血の中での子宮摘出を余儀なくされた。手術は退くことを許されない修羅場と化す。それに対して子宮底部横切開法では，膀胱筋層に浸潤するような穿通胎盤に対しても，一旦子宮筋切開層を縫合し，二期的治療に移行することができる（図57）。慌てることなく次の手に移れることも子宮底部横切開法の強みである。

　本章の最後に子宮底部横切開法の手術時間について触れておきたい。これまでの検討では，子宮摘出症例も含めて，子宮底部横切開法の手術時間の中央値は173.5分であった（同時期の他術式による前置癒着胎盤症例の手術時間の中央値は115.5分であった）。子宮底部横切開法には様々な手技が含まれているため，どうしても手術時間は長くなる傾向にある。本来，手術時間が長いことは，決して褒められるべきことではない。しかしながら，子宮底部横切開法では手術が長時間に及ぶにもかかわらず，出血を少なく抑えることができる。このように，すべての手術操作を落ち着いて行えることが，前置癒着胎盤の帝王切開を行ううえでどれほど素晴らしいことか，共感していただけると思う。

表5 ■ 子宮底部横切開法で出血量が少ない理由

①胎盤への切り込みを確実に避け得る
②前置胎盤では子宮底部の血流が少ない
③児娩出後の子宮筋全体の下方に向かう収縮が非常に強い

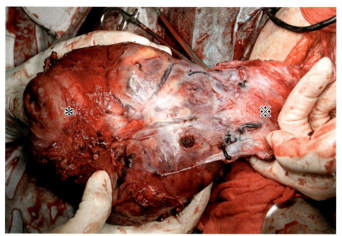

図57 ● 膀胱筋層に浸潤する穿通胎盤症例

＊：子宮腟部，※：膀胱裏面

本症例は，38歳，6回経妊3回経産婦（今回の妊娠も含めて3回の帝王切開の既往と3回の流産手術の既往）。子宮底部横切開法術後28日目に，二期的に子宮摘出術を行った。逆行性子宮摘出術の要領で手術を進めていったところ，膀胱剥離が進むに従い，子宮壁を貫通した絨毛が膀胱壁に浸入する所見が次々と現れた。帝王切開時の出血量は790 g（羊水含む），子宮摘出時の出血量は1,100 g（膀胱を開放して手術を進めたため，術野に流出した尿量を含む）であった[28]。

参考文献

1) Kotsuji F, Nishijima K, Kurokawa T, et al. Transverse uterine fundal incision for placenta praevia with accreta, involving the entire anterior uterine wall：a case series. BJOG. 2013；120：1144-9.
2) 西島浩二, 吉田好雄, 小辻文和. 分娩管理 帝王切開の工夫 子宮底部横切開法. 周産期医. 2013；43：737-43.
3) Ward CR. Avoiding an incision through the anterior previa at cesarean delivery. Obstet Gynecol 2003；102：552-4.
4) 金井誠. 婦人科疾患の診断・治療・管理 女性生殖器の解剖. 日産婦会誌. 2009；61：N-491-4
5) Cunningham FG, Leveno KJ, Bloom SL, et al. Physiology of Labor. In：Williams Obstetrics. 24th ed, p 413, McGraw-Hill, New York, 2014.
6) Nishijima K, Yoshida Y, Kotsuji F. Authors' reply：transverse uterine fundal incision for placenta praevia with accreta. BJOG. 2014；121：769-70.
7) Parker WH. Uterine myomas：management. Fertil Steril. 2007；88：255-71.
8) Igarashi M. Value of myomectomy in the treatment of infertility. Fertil Steril. 1993；59：1331-2.
9) Boehme D, Themann H, Gold J. Structural and ultrastructural changes in striated human muscle caused by chronic ischemia. Am J Pathol. 1966；49：569-91.
10) Cunningham FG, Leveno KJ, Bloom SL, et al. Physiology of Labor. In：Williams Obstetrics. 24th ed, p 416, McGraw-Hill, New York, 2014.
11) Guarnaccia MM, Rein MS. Traditional surgical approaches to uterine fibroids：abdominal myomectomy and hysterectomy. Clin Obstet Gynecol. 2001；44：385-400.
12) 近藤英治, 巽啓司, 小西郁生. 前置癒着胎盤 保存的対処法. OGS NOW 9 前置胎盤・前置癒着胎盤の手術. pp 72-81, メジカルビュー社, 2012.
13) Kayem G, Davy C, Goffinet F, et al. Conservative versus extirpative management in cases of placenta accreta. Obstet Gynecol. 2004；104：531-6.
14) Sentilhes L, Ambroselli C, Kayem G, et al. Maternal outcome after conservative treatment of placenta accreta. Obstet Gynecol. 2010；115：526-34.
15) Nishijima K, Shukunami K, Tsukahara H, et al. Conservative versus extirpative management in cases of placenta accreta. Obstet Gynecol. 2005；105：220；author reply 220-1.
16) Sumigama S, Itakura A, Ota T, et al. Placenta previa increta/percreta in Japan：a retrospective study of ultrasound findings, management and clinical course. J Obstet Gynaecol Res. 2007；33：606-11.
17) RUBIN IC. The pericervical broad ligament tourniquet for preventive hemostasis in myomectomy. Obstet Gynecol. 1953；1：668-71.
18) Kongnyuy EJ, Wiysonge CS. Interventions to reduce haemorrhage during myomectomy for fibroids. Cochrane Database Syst Rev. 2009：CD005355.
19) Ikeda T, Sameshima H, Kawaguchi H, et al. Tourniquet technique prevents profuse blood loss in placenta accreta cesarean section. J Obstet Gynaecol Res. 2005；31：27-31.
20) 小辻文和, 西島浩二. 子宮底部横切開法―トラブル回避の手術手順と適応―. 平松祐司, 小西郁生, 櫻木範明, 他（編）. OGS NOW 9 前置胎盤・前置癒着胎盤の手術. pp 82-93, メジカルビュー社, 2012.
21) 吉田敦, 増崎英明. 分娩管理 帝王切開の工夫 帝王切開術中超音波. 周産期医. 2013；43：733-5.
22) Shukunami K, Nishijima K, Tajima K, et al. A useful technique for controlling placental site bleeding for an uncommon type of placentation. Eur J Obstet Gynecol Reprod Biol. 2005；122：247-8.
23) Doumouchtsis SK, Papageorghiou AT, Arulkumaran S. Systematic review of conservative management of postpartum hemorrhage：what to do when medical treatment fails. Obstet Gynecol Surv. 2007；62：540-7.
24) Matsubara S, Takahashi H, Baba Y. Inserting and holding the Bakri balloon in the uterus in a patient with cervical cerclage already placed：some techniques. Arch Gynecol Obstet. 2016；294：669-70.
25) Matsubara S, Baba Y, Takahashi H. Preventing a Bakri balloon from sliding out during "holding the cervix"："fishing for the balloon shaft" technique (Matsubara). Acta Obstet Gynecol Scand. 2015；94：910-1.
26) 中後聡, 加藤大樹, 小辻文和. 分娩周辺 特殊な帝王切開 底部横切開法（Kotsuji）羊水吸引を伴う場合, 伴わぬ場合. 周産期医. 2015；45：1077-81.
27) 中後聡, 小辻文和. 子宮底部横切開の問題点を解消する 羊水除去により臍下の腹壁切開で実施可能となる. 産婦の実際. 2014；63：2111-4.
28) 西島浩二, 高橋仁, 山本真, 他. 広範囲な穿通胎盤症例の膀胱温存法 病的膀胱の修復とカテーテル留置による膀胱摘出の回避. 産婦の実際. 2011；60：609-13.

第4章

腹膜外帝王切開

I はじめに

腹膜外帝王切開の登場と変遷 —今なぜ，腹膜外なのか—

　帝王切開は，死に瀕した母体から児を救う方法として誕生した。生存する母体の帝王切開が記録に登場するのは17世紀に入ってからであり，その歴史は，"帝王切開のリスクから母体を護ろう"とする先人たちの努力と誠実さの歴史である。

　腹膜外帝王切開は，腹膜を開けずに子宮下部に到達する帝王切開である。"感染が生じた羊水の腹腔内への流入をいかに防ぐか"という問いに答えるために考案された。この術式は当時優れた臨床成績を収めたが，様々な抗菌薬の登場によりその役割を終え，歴史の舞台から姿を消した。

　Waters以後30年もの間，完全に忘れ去られてきた腹膜外帝王切開であるが，1980年代後半になると，その有用性が見直されるようになった。そのきっかけとなったのは，帝切後の創部感染から敗血症に至るような症例に腹膜外帝王切開が有用であるとの報告である[1-3]。さらには，腹腔内の癒着が強く経腹膜的に子宮下部にアプローチできない症例に対する術式としての復権である[4,5]。

　腹膜外帝王切開の開発の経緯とその後の変遷は，今なお興味深い。本章では，その手技の難しさゆえに姿を消した腹膜外帝王切開を再考し，筆者らが作り上げてきた手技を紹介する。

腹膜外帝王切開の歴史と筆者らが目指すもの

過去に報告されてきた腹膜外帝王切開には，子宮下部を露出する際に，膀胱に対して上方からアプローチする方法（supravesical approach：Waters 法[6-8]など）と側方からアプローチする方法（paravesical approach：Latzko 法[9]，Norton の変法[10]，Cacciarelli の変法[11]など）の2法がある。上方アプローチ法（Waters 法）は，成功すれば広い術野が得られるが，膀胱を下ろす際に膀胱筋を膀胱筋膜（膀胱漿膜：vesical fascia）から剝離するという術式のため，膀胱損傷のリスクを伴う（図 1, 2a）。一方，側方アプローチ法は，膀胱と子宮下部との剝離が容易であることから多くの術者により試みられてきたが，膀胱を臓側腹膜から遊離せずに手術を進めるため術野が狭く，児娩出時には膀胱を強く圧排する必要がある（図 2b）。

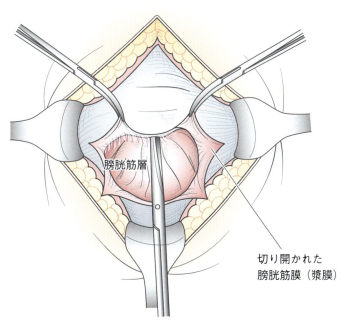

図 1●Waters の上方アプローチ法（supravesical approach）
膀胱筋層を膀胱筋膜（漿膜）から遊離し，膀胱底部から下方に向けて膀胱を下ろす。膀胱底部の中臍靱帯部付近では膀胱筋膜（漿膜）が腹膜に強く固着している。そこで，腹膜と膀胱筋膜（漿膜）を一体のものと考え，膀胱筋層をこれらから外すことで膀胱を遊離する方法である。この図では，膀胱筋層が露わになっている。膀胱の遊離が腹膜翻転部を越えると，子宮下部が広く露出する。
（Waters EG. Supravesical extraperitoneal cesarean section：Waters' type. Clin Obstet Gynecol. 1959；2：985-98. より改変）

筆者らが目指すのは，膀胱を筋肉と筋膜（漿膜）に分けるのではなく膀胱全体を腹膜ならびに子宮下部から遊離する"上方アプローチ法（supravesical approach）"である．これにより，Waters法のデメリットである膀胱損傷のリスクを減らしつつ広い術野を得ることができる（図3）．

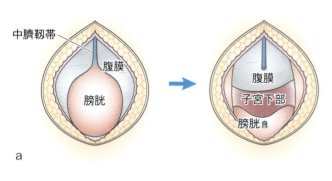

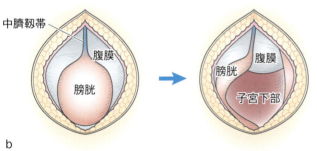

図2●子宮下部露出のためのアプローチ法
a：上方アプローチ法．膀胱底部を腹膜から外し，膀胱筋を下方に向けて遊離し，子宮下部を露出する．
b：側方アプローチ法．レチウス腔深部で膀胱を側方に引き，子宮下部を露出する．

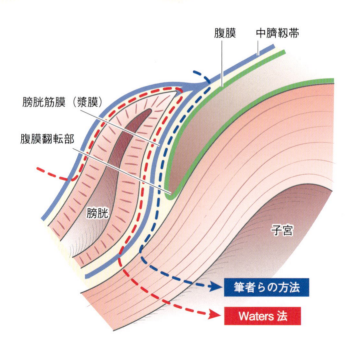

図3●筆者らの腹膜外帝王切開とWaters法との違い
Waters法は，膀胱筋を膀胱筋膜（膀胱漿膜：vesical fascia）から剥離することにより術野を確保する．筆者らの術式は，膀胱を筋肉と筋膜に分けることなく，膀胱全体を腹膜ならびに子宮下部から遊離する上方アプローチ法である．Waters法のデメリットである膀胱損傷のリスクを減らしつつ広い術野を得ることができる．

II 腹膜外帝王切開のトレーニング

一般開腹手術時に行うトレーニング
―腹横筋膜・腹膜・膀胱・中臍靱帯の解剖を知る―

　腹膜外帝王切開を行うにあたっては，腹横筋膜・腹膜・膀胱・中臍靱帯の解剖を正しく理解する必要がある（表1，図4, 5）。これらの解剖学的関連は，帝切時よりも一般開腹手術時の方が理解しやすい。

表1■腹膜外帝王切開を行う際に知っておきたい解剖

①腹横筋膜は膀胱と腹膜をどのように覆うか
②膀胱と腹膜の接着
③中臍靱帯と腹膜の接着
④膀胱側縁は腹膜とどのように接するか

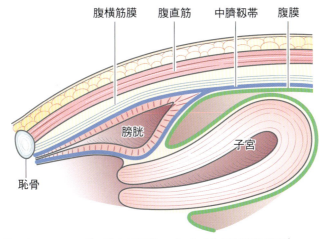

図4●腹膜外帝王切開のトレーニングに際し理解しておくべき解剖学的関連
膀胱と腹膜は，ともに表面を脂肪組織と腹横筋膜で覆われている。これらを丁寧に除いていくと，膀胱と腹膜の境界，さらには中臍靱帯が明瞭になる。中臍靱帯と腹膜は強く固着しているが，膀胱と腹膜の接着は極めてルーズである。膀胱の側縁では，薄い結合織が膀胱と腹膜を覆うように存在する。膀胱側縁付近を腹膜から外すためには，この組織を丁寧に取り除く必要がある。

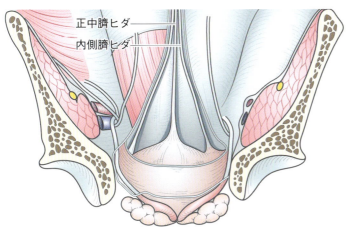

図5●前腹壁の下部にあるヒダと中臍靱帯・側臍靱帯の関係
臍より起こり，前腹壁の後面を下方に向かう3つのヒダがある。正中にある正中臍ヒダは正中臍索（中臍靱帯）を含んでいる。正中臍ヒダの両側にある内側臍ヒダは，臍より膀胱の側面に向かうもので，左右それぞれ閉鎖した臍動脈，すなわち臍動脈索（側臍靱帯）を含んでいる。このような解剖学的関連を理解することが，腹膜外帝王切開を行ううえで大切である。

トレーニング手技の実際 —パワーソースの活用—

　トレーニング手技の際にバイポーラシザーズ［パワースター® シザーズ：Johnson & Johnson K.K.，バイテック：株式会社ジェイエスエス（**図6**）］があると，膀胱周囲の組織の分離切断に便利である。パワーソースがない場合，小さな出血点をその都度止血する必要があり，手技が煩雑になる。

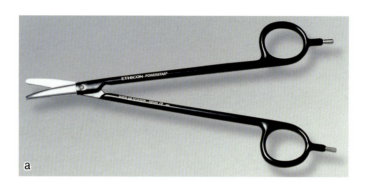

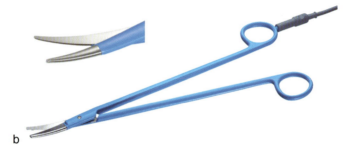

図6●バイポーラシザーズ
a：パワースター® シザーズ
（画像提供：Johnson & Johnson K.K.）
b：バイテック
（画像提供：株式会社ジェイエスエス）

トレーニング手技の概要

❶膀胱の輪郭を明瞭にするための準備

開腹の直前にインジゴカルミン液20 mg/5 mL（第一三共株式会社）を静脈投与し，膀胱内に挿入したバルーンカテーテルをクランプしておく．こうすることで，開腹時にはインジゴカルミン入りの青色尿で膀胱が膨らんだ状態となる．➡図7

❷腹横筋膜の除去

腹膜の一部に切開を加えた後に，腹膜と膀胱を連続して覆う筋状の組織（腹横筋膜）を持ち上げる．腹膜からの腹横筋膜の遊離を膀胱表面を越えて恥骨結合まで進め，切開する．切開された腹横筋膜を，膀胱表面から左右に外していく．この操作を丁寧に行うことで，膀胱表面，膀胱上縁，中臍靱帯が明瞭になる．➡図8〜9

❸膀胱側縁を明瞭にする

次いで，膀胱側縁を覆う筋状の組織を持ち上げ，遊離し，切開する．腹膜と膀胱を覆う組織を丁寧に切開すると，膀胱の側縁が明瞭になる．➡図10〜11

❹腹膜からの膀胱遊離

腹膜を緊張させた状態で，中臍靱帯から少し離れた場所で，図11の青矢印の方向に膀胱を押すと，膀胱が腹膜から外れ，術者の指が膀胱の反対縁に達する．➡図12

トレーニング手技の図解

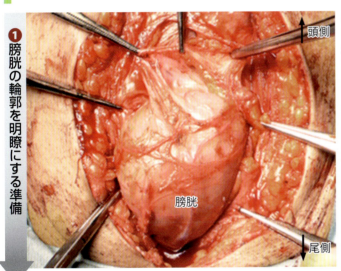

❶膀胱の輪郭を明瞭にする準備

図7●膨らんだ膀胱
開腹の直前にインジゴカルミン液20 mg/5 mL（第一三共株式会社）を静脈投与し，膀胱内に挿入したバルーンカテーテルをクランプしておく．こうすることで，開腹時には膀胱が100〜150 mLのインジゴカルミン入りの青色尿で膨らんだ状態となる．インジゴカルミンを溶解した生理食塩水100〜200 mLを，バルーンカテーテルから逆行性に膀胱内に注入して膀胱を膨らませてもよい．

❷ 腹横筋膜の除去

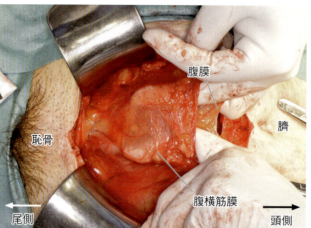

図8●腹横筋膜の除去
腹膜の一部に切開を加えた後に，切開部の両側にかけたコッヘル鉗子を頭側に引き緊張させる。腹膜と膀胱を連続して覆う筋状の組織（腹横筋膜）を持ち上げる。腹膜からの腹横筋膜の遊離を，膀胱表面を越えて恥骨結合まで進め，切開する。

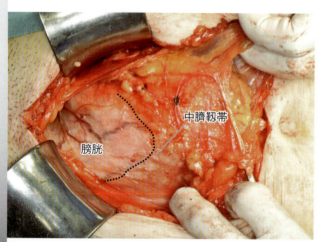

図9●明瞭になった膀胱表面と中臍靭帯
切開された腹横筋膜を，膀胱表面から左右に外していく。腹膜と膀胱表面からの腹横筋膜の除去を丁寧に行うと，膀胱表面，膀胱上縁，中臍靭帯が明瞭になる。

❸ 膀胱側縁を明瞭にする

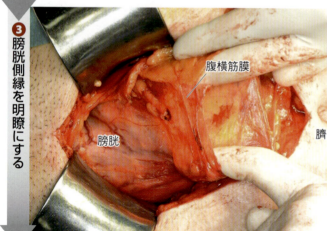

図10●膀胱側縁の明瞭化①
膀胱側縁を覆う筋状の組織（腹横筋膜）を持ち上げ，切開する。

Ⅱ 腹膜外帝王切開のトレーニング

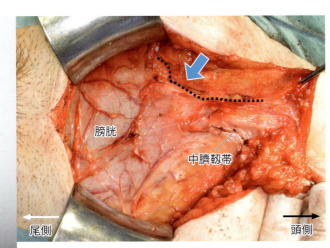

図11●膀胱側縁の明瞭化②
腹膜と膀胱を覆う組織を丁寧に切開すると，膀胱の側縁が明瞭になる．腹膜を緊張させて，中臍靱帯から少し離れた場所（➡）で，膀胱をクーパー剪刀もしくは指で軽く押すと，膀胱が腹膜から外れていく．

❹ 腹膜からの膀胱遊離

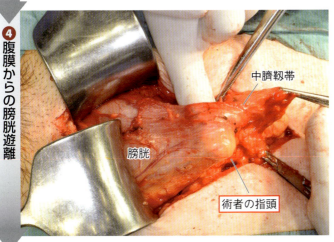

図12●腹膜からの膀胱遊離
膀胱を腹膜から外しながら指を進めていくと，術者の指が抵抗なく膀胱の反対縁に達する．ここまでが，一般開腹手術時に行うトレーニングである．

4

115

トレーニング手技の有用性 ―膀胱を自在に扱う―

　腹膜外帝王切開に限らず，様々な産婦人科手術に必要な知識と感覚を，このトレーニングにより養うことができる。例えば，開腹時に膀胱の辺縁を認識できない術者は，腹膜切開が恥骨結合に近づくと大きく側方に逃げるように切開する（図13a）。このような腹膜切開は，大変効率が悪い。開腹時に膀胱の輪郭を明瞭にすることが，安全かつ必要最小限の腹膜切開につながる（図13b）。このトレーニングにより，「膀胱を自在に扱う」能力が培われるであろう。

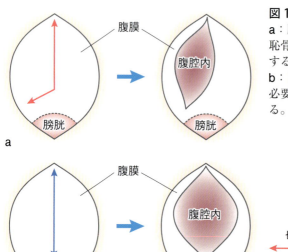

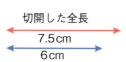

図13●腹膜切開のイメージ
a：膀胱の辺縁を認識できない術者は，腹膜切開が恥骨結合に近づくと大きく側方に逃げるように切開する。このような腹膜切開は効率が悪い。
b：開腹時に膀胱の輪郭を明瞭にすることによって，必要最小限の腹膜切開で広い術野を得ることができる。

切開した全長
7.5cm
6cm

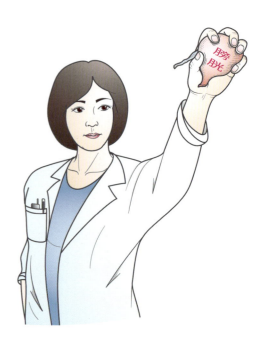

III 腹膜外帝王切開の実際

トレーニング手技との相違点

　腹膜外帝王切開の開発当初は，前述の「腹膜外帝王切開のトレーニング」と同じ手技で膀胱と腹膜の遊離を行っていたが[12,13]，現在はこれを発展させ，次に示すような方法を実践している（**表2**）。

　帝切時の腹膜からの膀胱の遊離は，一般開腹手術時のトレーニング手技に比べると難しく感じられる。妊娠による子宮の増大と児の先進部による圧迫のために，膀胱周辺の解剖学的位置関係が非妊娠時とは異なるからである。特に，子宮下部の腫大により，膀胱がレチウス腔（**図14**）の深くに位置するように感じてしまう。

表2 ■ 腹膜外帝王切開の概略（基本概念）

①中臍靱帯を腹膜から遊離する。上方アプローチ法では，この遊離は必須である。中臍靱帯の遊離操作自体には"膀胱損傷のリスク"はない。
②膀胱の正中で，腹膜と子宮下部からの膀胱剝離操作を進める。
③子宮下部が露出した時点で，膀胱側縁は腹膜や周囲組織から自然に外れている。鉤を用いて膀胱を側方ならびに下方（尿道方向）に圧することで，膀胱全体が子宮下部に移動する。
④この状態で腹膜翻転部より尾側で子宮を切開すれば，腹腔内に入ることなく児を娩出することができる。

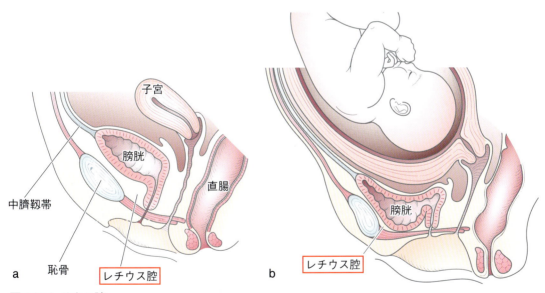

図14 ● レチウス腔
a：恥骨と膀胱との間の結合組織性の裂隙が恥骨後隙あるいはレチウス腔である。Retziusが1849年に記載し，膀胱前隙ともよばれる。脂肪組織，血管などで埋められており，前下方が恥骨，後上方が膀胱前壁となる。
b：妊娠時の腹膜周辺の解剖学的位置関係。子宮下部が腫大・伸展しているために，膀胱が圧排されてレチウス腔の深くに位置するように感じる。

術式の概要

❶膀胱の輪郭を明瞭にする

開腹の直前にインジゴカルミン液 20 mg/5 mL（第一三共株式会社）を静脈投与し，膀胱内に挿入したバルーンカテーテルをクランプしておく。

❷腹壁切開

下腹部正中縦切開とする。

❸膀胱表面の露出

腹横筋膜を丁寧に除去し，膀胱表面と中臍靱帯を明瞭にする。➡図 15

❹インジゴカルミン液の腹腔内注入

腹腔内に少量のインジゴカルミン液を入れておくと，後々腹膜翻転部がわかりやすくなる。➡図 16

❺中臍靱帯の遊離・切断

中臍靱帯を上方に牽引し，その周囲で腹膜の表面を露出する。次いで，中臍靱帯を遊離・切断する。➡図 17

❻残存する中臍靱帯組織を外す

中臍靱帯の膀胱側断端の周囲の両側で，腹膜の露出範囲を拡げる。➡図 18

❼腹膜からの膀胱遊離

腹膜と膀胱の境界部の薄い結合組織を丁寧に除去すると，軽く圧するだけで膀胱は腹膜表面から外れていく。腹膜に付着するすべての組織を外す。➡図 19

❽子宮下部からの膀胱遊離

膀胱子宮窩腹膜の翻転部を越えて膀胱が遊離されると，"腹膜外の"子宮下部が現れる。➡図 20

❾子宮下部（下節）筋層切開

子宮下部（下節）横切開法により児を娩出する。以後の操作は，通常の帝王切開とほぼ同様である。➡図 21

❿膀胱損傷の確認

筆者らの手技を正しく実践するなら，膀胱の筋層に損傷が及ぶことはない。膀胱損傷の不安が残るなら，再度，膀胱内にインジゴカルミン液を入れて液の漏出を確認する。➡図 22

⓫レチウス腔へのドレーン留置

貯留した浸出液を排出するため，レチウス腔（図 14 参照）にはドレーンを留置する。➡図 23

⓬閉腹操作

すべての臓器，すべての組織を元あった形に戻す。

術式の図解

❸ 膀胱表面の露出

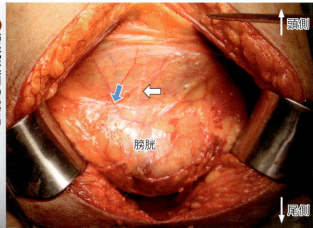

図15● 露出された腹膜・膀胱の表面と中臍靱帯

数層になっている腹横筋膜を丁寧に外すと膀胱表面が広く露出される。膀胱上縁と腹膜の境界が露わになり（➡），中臍靱帯も固定される（⇨：中臍靱帯が薄く透けて見えている）。

❹ インジゴカルミン液注入

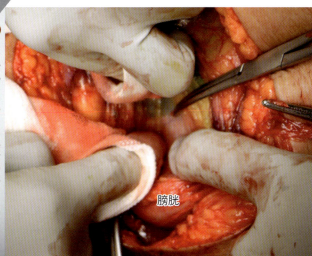

図16● 腹膜翻転部

手術が進み腹膜翻転部と子宮下部が現れたところ。腹膜翻転部は，腹腔内に入れたインジゴカルミン液により非常に見やすくなっている。ペアン鉗子の先端が腹膜翻転部である。

❺ 中臍靱帯の遊離・切断

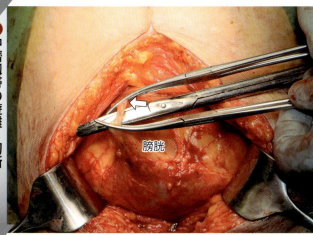

図17● 中臍靱帯の腹膜からの遊離・切断

中臍靱帯に付着する腹膜を外し，中臍靱帯を遊離する（⇨：中臍靱帯）。次いで中臍靱帯を切断する。

❻ 中臍靱帯組織を外す

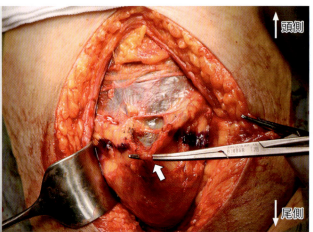

図18● 中臍靱帯付近での腹膜表面の露出
中臍靱帯の膀胱側断端（⇨）の周囲で，腹膜の露出範囲を拡げていく。

❼ 腹膜からの膀胱遊離

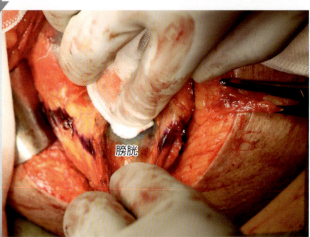

図19● 腹膜からの膀胱遊離
指とガーゼを用いて，腹膜に付着するすべての組織を恥骨方向に外していく。腹膜と膀胱の境界部の薄い結合組織を丁寧に除去すると，軽く圧するだけで膀胱は腹膜表面から外れる。

❽ 子宮下部からの膀胱遊離

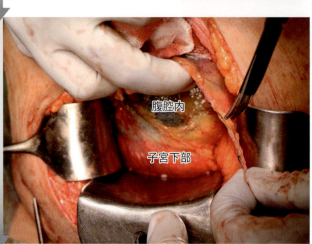

図20● 子宮下部からの膀胱遊離
膀胱と腹膜の遊離が進み，膀胱子宮窩腹膜の翻転部を越えて膀胱が遊離されると，"腹膜外の"子宮下部が現れる。インジゴカルミン液で青く染まった部分は腹腔内（腹膜翻転部よりも頭側）が透けて見えている。その尾側にあるのが腹膜外の子宮下部前壁である。膀胱は圧定鉤の下に移動している。解剖は図3, 4 を参照。

Ⅲ 腹膜外帝王切開の実際

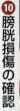
❾子宮下部（下節）筋層切開

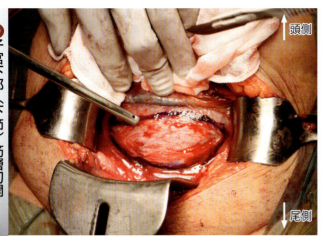

図21●子宮下部（下節）横切開
子宮下部（下節）横切開法により児を娩出する。マーキングしたラインの中央をメスで切開する。このマーキングにより，切開を加えたときの筋層の変化を正しくイメージすることができる。

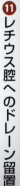
❿膀胱損傷の確認

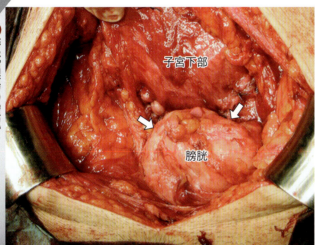

図22●膀胱損傷の確認
子宮筋切開創を縫合した後に，膀胱壁の一部が剥がれて腹膜に残っていないかを確認し，必要なら損傷部位を修復縫合する。「腹膜に付着するすべての組織を外す」を実践するなら，膀胱の筋層に損傷が及ぶことはない。膀胱損傷の不安が残るなら，再度，膀胱内にインジゴカルミン液を入れて液の漏出を確認する。矢印の奥がレチウス腔となる。

⓫レチウス腔へのドレーン留置

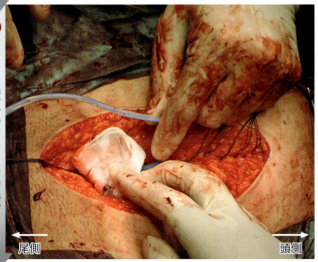

図23●レチウス腔へのドレーン留置
レチウス腔に貯留した浸出液は自然に吸収されないため，ドレーンの留置を忘れると感染源となる。貯留した浸出液を排出するため，レチウス腔にはドレーンを留置する。ドレーンの留置期間は術後1〜2日程度とする。

Ⅳ 腹膜外帝王切開のポイント

膀胱表面を広く露出するために

　腹膜を緊張させる際には，腹膜を子宮に押しつけながら頭方に強く牽引する．腹膜表面を覆う腹横筋膜を持ち上げて縦に切開を加え，切開された腹横筋膜を膀胱表面から左右に外していく（図24）．腹横筋膜をすべて丁寧に外すと膀胱表面が広く露出され，膀胱上縁と腹膜の境界が露わになる．中臍靱帯も同定される（図25）．

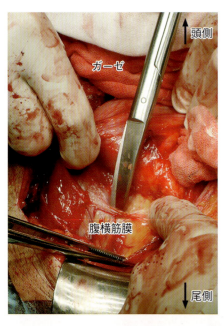

図24●膀胱表面の露出
腹膜を緊張させる際には，乾いたガーゼを用いて，腹膜を子宮に押しつけながら頭方に強く牽引する．腹膜表面を覆う腹横筋膜を持ち上げ，縦に切開を加える．切開された腹横筋膜を，膀胱表面から左右両側に丁寧に外していく．

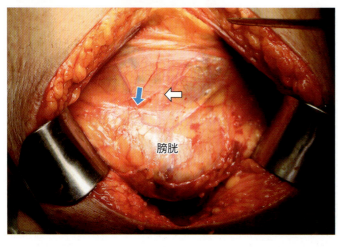

図25●露出された腹膜・膀胱の表面と中臍靱帯
数層になっている腹横筋膜をすべて丁寧に外すと膀胱表面が広く露出され，膀胱上縁と腹膜の境界が露わになる（➡）．中臍靱帯も同定される（⇨：中臍靱帯が薄く透けて見えている）．

インジゴカルミン液腹腔内注入時の工夫

　腹腔内に2 mg/0.5 mL（第一三共株式会社）のインジゴカルミン液を注入し，腹膜を青染させる。これにより，以後の操作に必要な"腹膜表面の同定"が容易となる。腹膜外にインジゴカルミン液が漏れ出すと周囲組織と腹膜との判別が困難になるため，まず注射器で腹腔内に少量の空気を入れた後（図26），この空隙にインジゴカルミン液を注入することで液の漏出を防ぐ（図27）。

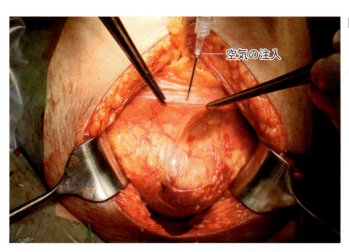

図26●腹腔内へのインジゴカルミン液注入①
まず腹腔内に注射器で少量の空気を入れてスペースを確保し，この空間にインジゴカルミン液を注入することにより液の漏出を防ぐ。

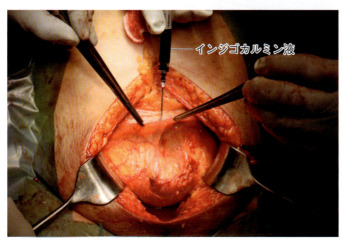

図27●腹腔内へのインジゴカルミン液注入②
少量の空気を入れて作ったスペースにインジゴカルミン液を注入する。腹膜表面の腹横筋膜の除去が不完全だと，これらの組織の間隙に誤ってインジゴカルミン液が入ってしまうことがある。図25のような所見が得られるように，膀胱上縁と腹膜の境界を広く露出しておくことが大切である。

中臍靭帯の取り回しこそ術式の要① ─中臍靭帯の切断─

中臍靭帯を同定して，膀胱端（尾側）とその0.5～1.0 cm頭側をペアン鉗子で挟鉗し，靭帯を吊り上げる（図28）。靭帯に付着する腹膜を外し（図29），靭帯を切断する（図30）。

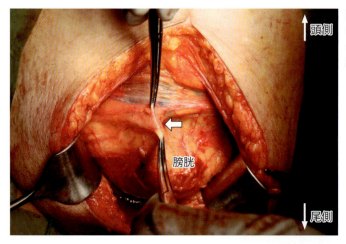

図28● 中臍靭帯の切断①
中臍靭帯の膀胱端（尾側）とその0.5～1.0 cm頭側をペアン鉗子で挟鉗し，靭帯を吊り上げる（⇨：中臍靭帯）。

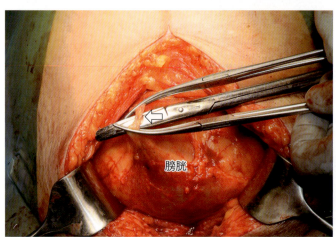

図29● 中臍靭帯の切断②
中臍靭帯から腹膜を外し，中臍靭帯を遊離する（⇨：中臍靭帯）。

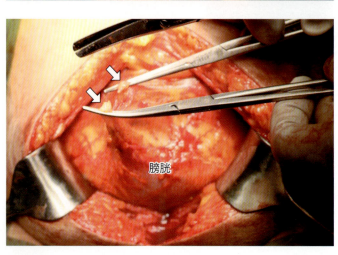

図30● 中臍靭帯の切断③
遊離された中臍靭帯を切断する（⇨：中臍靭帯切断端）。

COLUMN　癒着防止法

帝王切開を反復する症例が増えているため，癒着防止は重要なテーマです。組織を愛護的に扱い，丁寧に止血することが重要であることはいうまでもありません。

閉腹する前に腹腔内の血液や羊水を十分に吸引することは，術後の癒着防止に寄与しますが，腹腔内の洗浄をルーチンに行うか否かは，現状では意見が分かれます[1]。

膀胱子宮窩腹膜や壁側腹膜の縫合を省略する施設も増えています。腹膜の縫合閉鎖を省略した場合，手術時間や入院期間が短縮し術後疼痛も軽減するなどのメリットが報告されている[2]一方，腹膜を縫合しなければ術後に高度癒着のリスクが上昇するというメタ解析もあり[3]，腹膜縫合の是非についても結論が出ていません[2-4]。

癒着防止材の効果に懐疑的な報告もありますが[5,6]，一方で，癒着防止材は骨盤内手術において癒着形成を軽減するとも報告されています[7-9]。費用対効果の観点から，癒着防止材の使用を省略できるのはどのような症例かを明らかにすることが求められています。

また，腹膜外帝王切開は，腹腔内に癒着を作らないための究極の帝王切開術ではないかと思います。

参考文献

1) Harrigill KM, Miller HS, Haynes DE. The effect of intraabdominal irrigation at cesarean delivery on maternal morbidity : a randomized trial. Obstet Gynecol. 2003 ; 101 : 80-5.
2) Bamigboye AA, Hofmeyr GJ. Closure versus non-closure of the peritoneum at caesarean section : short- and long-term outcomes. Cochrane Database Syst Rev. 2014 : CD000163.
3) Shi Z, Ma L, Yang Y, et al. Adhesion formation after previous caesarean section-a meta-analysis and systematic review. BJOG. 2011 ; 118 : 410-22.
4) Kapustian V, Anteby EY, Gdalevich M, et al. Effect of closure versus nonclosure of peritoneum at cesarean section on adhesions : a prospective randomized study. Am J Obstet Gynecol. 2012 ; 206 : 56.e1-4.
5) Gaspar-Oishi M, Aeby T. Cesarean delivery times and adhesion severity associated with prior placement of a sodium hyaluronate-carboxycellulose barrier. Obstet Gynecol. 2014 ; 124 : 679-83.
6) Walfisch A, Beloosesky R, Shrim A, et al. Adhesion prevention after cesarean delivery : evidence, and lack of it. Am J Obstet Gynecol. 2014 ; 211 : 446-52.
7) ten Broek RP, Stommel MW, Strik C, et al. Benefits and harms of adhesion barriers for abdominal surgery : a systematic review and meta-analysis. Lancet. 2014 ; 383 : 48-59.
8) Ahmad G, O'Flynn H, Hindocha A, et al. Barrier agents for adhesion prevention after gynaecological surgery. Cochrane Database Syst Rev. 2015 : CD000475.
9) Bates GW Jr, Shomento S. Adhesion prevention in patients with multiple cesarean deliveries. Am J Obstet Gynecol. 2011 ; 205(6 Suppl) : S19-24.

中臍靱帯の取り回しこそ術式の要② ─中臍靱帯付近の腹膜表面の露出─

膀胱底部の中臍靱帯部付近では膀胱筋膜（漿膜）が腹膜に強く固着している。Watersは，腹膜と膀胱筋膜（漿膜）を一体のものと考え，膀胱筋層をこれらから外すことで膀胱を遊離した（図31, 32）。

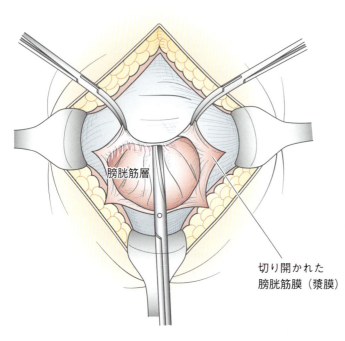

図31●Watersの上方アプローチ法（supravesical approach）

膀胱筋層を膀胱筋膜（漿膜）から遊離し，膀胱底部から下方に向けて膀胱を下ろす。膀胱底部の中臍靱帯部付近では膀胱筋膜（漿膜）が腹膜に強く固着している。そこで，腹膜と膀胱筋膜（漿膜）を一体のものと考え，膀胱筋層をこれらから外すことで膀胱を遊離する方法である。この図では，膀胱筋層が露わになっている。膀胱の遊離が腹膜翻転部を越えると，子宮下部が広く露出する。

(Waters EG. Suprevesical extraperitoneal cesarean section：Waters' type. Clin Obstet Gynecol. 1959；2：985-98. より改変)

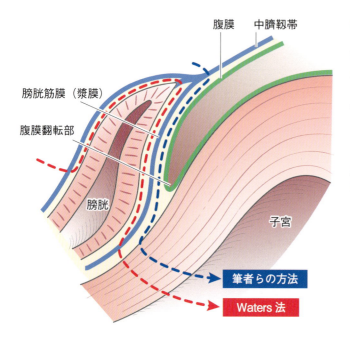

図32●筆者らの腹膜外帝王切開とWaters法との違い

Waters法は，膀胱筋を膀胱筋膜（膀胱漿膜：vesical fascia）から剝離することにより術野を確保する。筆者らの術式は，膀胱を筋肉と筋膜に分けることなく，膀胱全体を腹膜ならびに子宮下部から遊離する上方アプローチ法である。Waters法のデメリットである膀胱損傷のリスクを減らしつつ広い術野を得ることができる。

それに対して筆者らの方法は，腹膜に残った中臍靱帯組織を丁寧に外しながら，膀胱全体を腹膜表面から遊離する（図32, 33）。中臍靱帯の膀胱側断端の周囲で，インジゴカルミン液によって"青く光沢に富んだ"腹膜表面の露出範囲を3～5cmに拡げていく（図34）。

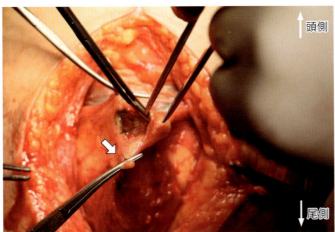

図33●中臍靱帯付近での腹膜表面の露出①
膀胱全体を腹膜表面から遊離するために，腹膜に残った中臍靱帯組織を丁寧に外しながら，青く光沢に富む腹膜表面を露出していく（⇨：中臍靱帯の膀胱側断端）。

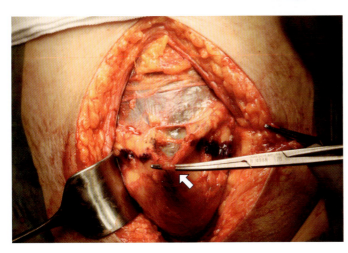

図34●中臍靱帯付近での腹膜表面の露出②
中臍靱帯の膀胱側断端の周囲で，腹膜の露出範囲を3～5cmに拡げていく。その際，必要に応じて膀胱底部と腹膜の間の結合織を切断しながら，手術操作スペースを確保する（⇨：中臍靱帯の膀胱側断端）。

腹膜からの膀胱遊離

　膀胱と腹膜の遊離を恥骨方向に進めていく（図35）。「腹膜に付着するすべての組織を丁寧に外す」のがコツである。途中で腹膜が破れないかと心配になるが，正常な腹膜は見た目よりも強靱で簡単には破れない。この操作は膀胱の正中部でのみ行い，膀胱の側方部まで遊離する必要はない。膀胱全体を下方（尿道方向）に圧排する操作により，膀胱側縁は自然に外れていくからである。逆に，"膀胱から腹膜を外そう"とすると，膀胱筋膜（漿膜）の一部を腹膜に残すことがある。もちろんこのような事態になったとしても，必要に応じて修復すればよい。

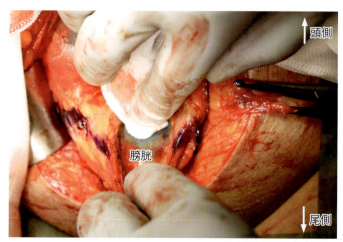

図35●腹膜からの膀胱遊離
術者の一側の示指とガーゼで腹膜を，他側手の指とガーゼで膀胱を圧しながら，膀胱と腹膜の遊離を恥骨方向に進める。指とガーゼを用いて，「腹膜に付着するすべての組織を恥骨方向に外す」のがコツである。ガーゼの奥にインジゴカルミン液によって青く染まった腹膜が見える。腹膜は見た目以上に強靱で，簡単には破れない。この操作は膀胱の正中部でのみ行い，膀胱の側方部まで遊離する必要はない。膀胱全体を下方（尿道方向）に圧排する操作により，膀胱側縁は自然に外れていく。

子宮下部からの膀胱遊離

　膀胱と腹膜の遊離が進むと，やがて腹膜翻転部と子宮下部が現れる（図36）。腹膜翻転部は想像よりも浅い位置にあり，腹腔内に入れたインジゴカルミン液により見やすくなっている。

　次に，両示指を左右に開くようにして，子宮下部から膀胱遊離を側方に拡げ，このスペースに3本の鉤を入れる（図37）。子宮下部を拡げるように膀胱を鉤で圧すると，それまでに剝離操作を加えていない膀胱の側縁部も，腹膜や周囲の結合織から自然に外れ，圧定鉤の下に移動する。

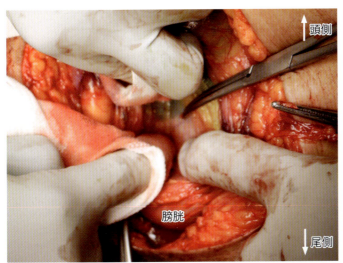

図36●子宮下部からの膀胱遊離①
膀胱と腹膜の遊離が進むと腹膜翻転部と子宮下部が現れる。指とガーゼで腹膜全体が頭側に引かれるため，腹膜翻転部は思うよりも"浅い"場所に現れる。ペアン鉗子の先端がインジゴカルミン液により青く染まった腹膜翻転部である。

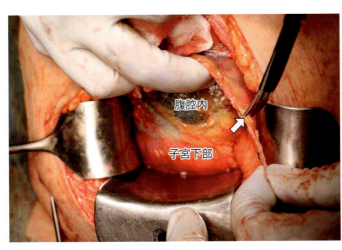

図37●子宮下部からの膀胱遊離②
子宮下部から膀胱遊離を側方に拡げ，このスペースに3本の鉤を入れる。子宮下部を拡げるように膀胱を鉤で圧すると，それまで剝離操作を加えていなかった膀胱の側縁部も，腹膜や周囲の結合織から自然に外れていく。図中の矢印の組織（膀胱側縁が付着していた結合織）には膀胱実質は含まれておらず，子宮下部の露出範囲を拡大するために必要に応じて切断してもよい。インジゴカルミン液で青く染まった部分は腹腔内（腹膜翻転部よりも頭側）で，その尾側に見えているのが腹腔外の子宮下部前壁である。膀胱は圧定鉤の下に移動している。

子宮下部（下節）横切開 ―子宮筋層マーキング―

　以後の操作は，通常の帝王切開と同様である（20ページ参照）。児娩出に必要な子宮下部のスペースが確保できたら，切開予定部位をピオクタニンブルーでマーキングし（図38），その中央を切開する。メスを加える度に子宮筋が上下に開いて逃げていく。このマーキングを参考に，縫合時に上下の筋層断面を正しく合わせる（図39）。

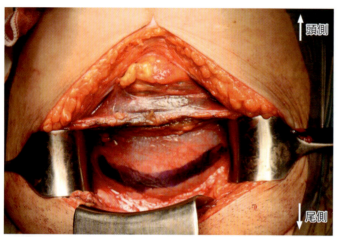

図38●子宮下部横切開①
切開予定部位をピオクタニンブルーで幅広くマーキングし，その中央を切開する。これらの手術操作は，通常の帝王切開と変わらない。

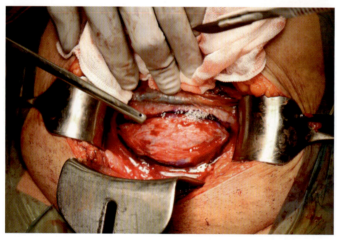

図39●子宮下部横切開②
マーキングしたラインの中央をメスで切開する。マーキングにより，切開を加えたときの筋層の変化を正しくイメージすることができる。メスが加わる度に，薄い子宮筋が上下に開いていく様を目視できる。このような筋層の変化を知ることにより，上下の筋層断面を正しく縫合することが可能となる。

忘れないで！レチウス腔へのドレーン留置

　術後1～2日程度，レチウス腔にドレーンを留置する（図40～42）。ドレーンの留置を忘れると，貯留した浸出液が感染源となることがある。ドレーンの留置期間は術後1～2日程度としているが，明らかに絨毛膜羊膜炎を発症している場合は留置期間を延長して対応する。

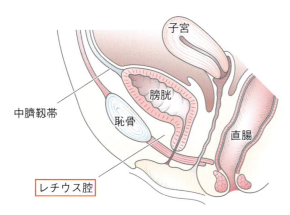

図40●レチウス腔
恥骨と膀胱との間の結合組織性の裂隙をレチウス腔という。脂肪組織，血管などで埋められており，前下方が恥骨，後上方が膀胱前壁となる。

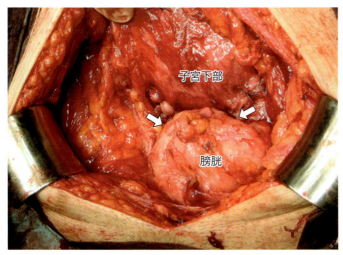

図41●レチウス腔へのドレーン留置①
レチウス腔にドレーンを留置する（矢印の奥がレチウス腔となる）。レチウス腔に貯留した浸出液は自然に吸収されない。ドレーンの留置を忘れると感染源となる可能性がある。

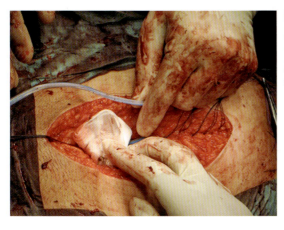

図42●レチウス腔へのドレーン留置②
膀胱子宮窩には，ブレイク®シリコンドレイン（Johnson & Johnson K.K.）を挿入し，閉腹後にJ-VAC®ドレナージシステム（Johnson & Johnson K.K.）を用いたドレナージを行う。

膀胱遊離中に腹膜が破れたら

　膀胱遊離中に腹膜が破れることがある。その場合，すぐに縫合しても腹膜を牽引中に力がかかり，再び同じ場所が開いてしまうことが多い（図43）。このような場合は，ケリー鉗子で仮に塞いでおき，膀胱遊離操作が終了した時点で縫合するのがよい。

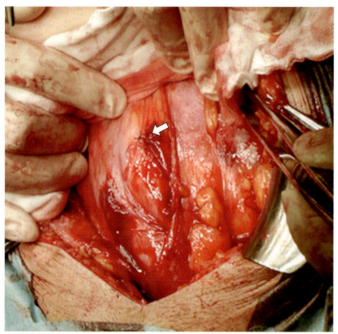

図43●膀胱遊離中に腹膜が破れたときの対応

膀胱遊離中に腹膜が破れることがある。以前は破れたらすぐに縫合していたのだが，その場合腹膜を牽引中に再び同じ場所が開いてしまうことがあった（⇨：開いてしまった腹膜の縫合跡）。まずケリー鉗子で仮に塞いでおき，膀胱遊離操作がすべて終了した時点で縫合するのがよい。

V おわりに

　筆者らの術式は，これまでに報告された腹膜外帝切法と比べ術者のストレスは小さくなったが，慣れ親しんだ通常の帝王切開よりも多少の困難を伴う（誤解を恐れずに言うと，それなりに面倒である）。また，相応のトレーニングも必要とする。しかしながら，「腹膜外帝王切開をしない」ことと「腹膜外帝王切開ができない」こととの間には大きな差があると思う。

　本章で紹介した術式は，筆者らが福井大学と愛仁会高槻病院において10年の試行錯誤を続けた途中経過であり，現時点では未完成のものと考えている（**表3**）。あえて今，この未完成の手技を紹介したのは，さらに優れた術式の開発に取り組んでほしい，そのための土台にしてほしいと願うからである。帝切率の増加に歯止めのかからない今日だからこそ，以下のWatersの真摯な提言に耳を傾けたい[6]。

表3 ■ 現時点での本術式の評価

①術中のトラブル：これまでに膀胱の損傷は経験していない。
②術中・術後の患者の嘔気や不快感：通常の帝王切開に比べ少なく，術後の炎症反応も軽微である[13]。
③問題点
　（1）通常の帝王切開に比べ，児娩出までの時間が20分程度長くなる。
　（2）帝切既往のために腹直筋と腹膜が強く固着する症例には実施できない。

　この数年間に腹膜外帝王切開が急速に衰退した最大の理由は，抗菌薬の信頼性が高まったことである。"薬剤耐性菌出現の懸念"に対しては，"抗菌薬の新規開発が続く限りそのような心配はない"と考えられている。しかしながら，このように，**製薬メーカーに患者の生命を依存し過ぎている**現状に，私たちは危機感を抱くべきである。

　現在，腹膜外帝王切開は"煩雑"と考えられ，それを理由に価値のないものとされている。"自らができない，さらには，自らが経験のないことは教えない"というのはやはり問題だと思う。私（Waters）が提唱する手技は，解剖学的知見に基づき生まれたものである。この解剖を熟知する泌尿器科医は，腹膜を切り開くことなく膀胱を容易に切除する。腹膜外帝王切開は，平均的技量の術者にとって特別に難しいものではない。私は，この手技がもう少し広く試みられることで，その価値が見出され，さらに多くの母体を救うと確信している。

(Edward Gilmay Waters, 1959)

参考文献

1) Hanson HB. Current use of the extraperitoneal cesarean section : a decade of experience. Am J Obstet Gynecol. 1984；149：31-4.
2) Zábranský F. Some recent observations on the extraperitoneal cesarean section. Zentralbl Gynakol. 1985；107：574-6.
3) Zábranský F, Grossmannová H. Extraperitoneal cesarean section-an alternative or routine? Ceska Gynekol. 2001；66：187-9.
4) Ten Broek RP, Kok-Krant N, Bakkum EA, et al. Different surgical techniques to reduce post-operative adhesion formation : a systematic review and meta-analysis. Hum Reprod Update. 2013；19：12-25.
5) Alpay Z, Saed GM, Diamond MP. Postoperative adhesions : from formation to prevention. Semin Reprod Med. 2008；26：313-21.
6) Waters EG. Supravesical extraperitoneal cesarean section : Waters' type. Clin Obstet Gynecol. 1959；2：985-98.
7) Waters EG. Supravesical extraperitoneal cesarean section ; Presentation of a new technique. Am J Obstet Gynecol. 1940；39：423-34.
8) Waters EG. Recent trends in cesarean section ; a review of 2066 consecutive operations. Obstet Gynecol. 1958；11：650-6.
9) Latzko W. Der extraperitoneale Kaiserschnitt. Wien Klin Wochenschr. 1909；22：478-482.
10) Norton JF. A paravesical extraperitoneal cesarean section technique ; with an analysis of 160 paravesical extraperitoneal cesarean sections. Am J Obstet Gynecol. 1946；51：519-26.
11) Cacciarelli RA. Extraperitoneal cesarean section ; a new paravesical approach. Am J Surg. 1949；78：371-3.
12) 黒川哲司，西島浩二，吉田好雄，小辻文和．帝王切開術　困難症例への対応　反復帝切による腹腔内癒着防止のために　私どもが行う腹膜外帝切とトレーニング法 産婦手術．2010；21：21-9.
13) 小辻文和，小寺知輝，中後聡．分娩周辺　特殊な帝王切開　腹膜外帝王切開．周産期医．2015；45：1087-90.

COLUMN 肥満妊婦の注意点

　肥満妊婦に対しては，事前に合併症を十分精査し，緊急時に備えて血管確保や麻酔法を検討しておくなど，注意深い対応が必要です。

　肥満妊婦では硬膜外麻酔が著しく困難な場合がありますが，症例によっては分娩時にあらかじめ硬膜外カテーテルを留置しておくことで，緊急帝王切開にもスムーズに対応できる可能性があります[1]。肥満妊婦は脊椎麻酔で呼吸抑制を来しやすく[2]，全身麻酔でも挿管・換気困難が懸念される[3]など，麻酔全般についてハイリスクと考えられます。

　抗菌薬の予防投与は，通常の妊婦ではセファゾリン1 gが推奨されていますが，肥満妊婦では体重80 kg以上で2 g，120 kg以上で3 gに増量します[4]。

　開腹時の皮膚切開は，正中縦切開よりも横切開の方が，術後の創トラブルが少ないとされています[5]。一方で，脂肪層が極めて厚く創の伸展不良が予想されるケースでは，十分な術野を確保する目的で正中縦切開が選択されます。巨大な脂肪層（apron-like-panniculus）を有する症例では，臍がちょうど腸骨稜の高さに位置しますので，臍周囲を図のように切開することで，子宮下節に到達することができます[6]。

　巨大脂肪層に隠れている皮膚部分は高温で湿潤した環境のため，細菌感染のリスクが高いことが知られています。帝王切開においても，創感染のリスクが上昇します[7]。閉腹時の皮下ドレーンの留置は，皮下組織の厚みが2〜4 cmの症例で有効とされますが，皮下組織が4 cm以上のケースでは創トラブルをかえって悪化させる可能性があり，ルーチンの使用は推奨されません[8]。

　肥満妊婦は静脈血栓塞栓症のハイリスクです。ヘパリンの投与量は体重換算で増量する必要があります[9]。

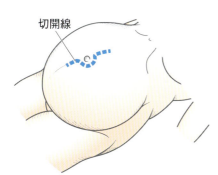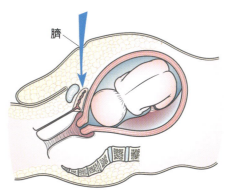

図●巨大な脂肪層（apron-like-panniculus）を有する肥満妊婦の開腹

参考文献

1) Dresner M, Brocklesby J, Bamber J. Audit of the influence of body mass index on the performance of epidural analgesia in labour and the subsequent mode of delivery. BJOG. 2006；113：1178-81.
2) Von Ungern-Sternberg BS, Regli A, Bucher E, et al. Impact of spinal anaesthesia and obesity on maternal respiratory function during elective caesarean section. Anaesthesia. 2004；59：743-9.
3) Mhyre JM. Anesthetic management for the morbidly obese pregnant woman. Int Anesthesiol Clin. 2007；45：51-70.
4) Bratzler DW, Dellinger EP, Olsen KM, et al. Clinical practice guidelines for antimicrobial prophylaxis in surgery. Am J Health Syst Pharm. 2013；70：195-283.
5) Wall PD, Deucy EE, Glantz JC, et al. Vertical skin incisions and wound complications in the obese parturient. Obstet Gynecol. 2003；102：952-6.
6) Cunningham FG, Leveno KJ, Bloom SL, et al. Obesity. In：Williams Obstetrics. 24th ed, p961-72, McGraw-Hill, New York, 2014.
7) Wloch C, Wilson J, Lamagni T, et al. Risk factors for surgical site infection following caesarean section in

England : results from a multicentre cohort study. BJOG. 2012 ; 119 : 1324-33.
8) Ramsey PS, White AM, Guinn DA, et al. Subcutaneous tissue reapproximation, alone or in combination with drain, in obese women undergoing cesarean delivery. Obstet Gynecol. 2005 ; 105 : 967-73.
9) Larsen TB, Sørensen HT, Gislum M, et al. Maternal smoking, obesity, and risk of venous thromboembolism during pregnancy and the puerperium : a population-based nested case-control study. Thromb Res. 2007 ; 120 : 505-9.

第5章

帝王切開時子宮摘出術

I はじめに（子宮温存の工夫）

子宮摘出術はあくまでも最終手段

　常位胎盤早期剝離，前置胎盤，癒着胎盤，子宮破裂，子宮内反症，弛緩出血など，分娩時（帝王切開時）に大量出血となり子宮摘出以外に止血の手段がない症例は，子宮摘出術の適応となる。もちろん，子宮摘出はあくまでも最終手段であり，子宮を温存するための努力を可能な限り続けるべきである。本章では帝王切開時子宮摘出術について解説するが，その前に，常位胎盤早期剝離と前置癒着胎盤を例に挙げて，子宮を温存するための工夫について触れておきたい。

残せる子宮，残せない子宮（常位胎盤早期剝離）

　常位胎盤早期剝離で，帝王切開に引き続き子宮摘出術を実施しなければならない症例は，実はそれほど多くない。常位胎盤早期剝離の際に子宮筋層や広靱帯内に広く血液が浸潤すると，子宮胎盤溢血（uteroplacental apoplexy）またはクーベレール子宮（Couvelaire uterus）とよばれる状態を呈する（図1）。一般的には，開腹時に子宮溢血が強く，術後に子宮が収縮しない，播種性血管内凝固症候群（DIC）が進行すると判断したときに子宮摘出術が選択される（図2）。

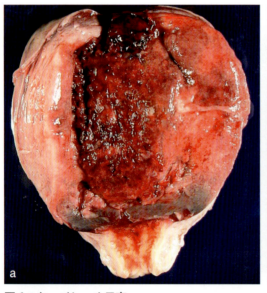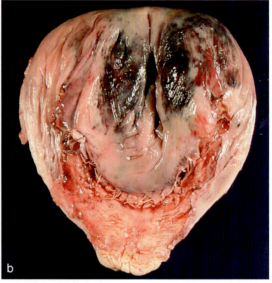

図1●クーベレール子宮
a：常位胎盤早期剝離の帝王切開中に弛緩出血をコントロールすることができず，子宮摘出術に至った症例。この症例を含め自験例の常位胎盤早期剝離の患者のカルテを見直すと，子宮摘出に至った症例は，全例血漿フィブリノーゲン値が100 mg/dLを下回っていた。
b：子宮漿膜面にまで血液が浸潤したクーベレール子宮。このような所見を呈していても出血凝固系さえコントロールできていれば，子宮を温存できた可能性が高い。

竹田らは，血漿フィブリノーゲン値を100 mg/dL以上に保つことの重要性を述べている[1]。手術中にフィブリノーゲン値をモニターしながら新鮮凍結血漿（FFP）を投与することにより，出血凝固系がコントロールできれば子宮温存が可能となる。明らかなクーベレール徴候を呈していても，凝固系をコントロールできれば子宮は残せる。子宮の見た目に騙されてはいけない。FFPを10単位投与するとフィブリノーゲン値は60～80 mg/dL上昇する。夜間に凝固系の血液検査ができない施設では，総蛋白（TP）が4 g/dL以上になるようにFFPを投与してほしい[1]。

アトムメディカル株式会社（東京）が開発したフィブリノーゲン分析装置（FibCare：図3）は約2分の測定時間でフィブリノーゲン値を迅速に測定し得る。非常にコンパクトで場所もとらないため，夜間の凝固系血液検査に不安がある施設では導入を検討してほしい。

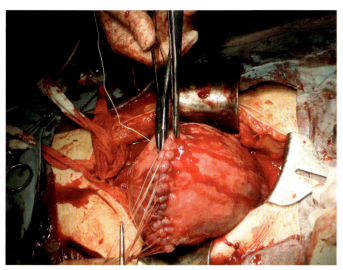

図2●常位胎盤早期剝離からDICになった症例
DICを発症すると，子宮筋層を縫合する際に，針孔からの出血が止まらなくなる。このような症例も，凝固系さえコントロールできれば子宮を温存することができる。

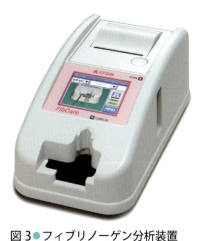

図3●フィブリノーゲン分析装置（FibCare）
コンパクトで分娩室内に設置することができる。個別包装されたワンカートリッジ試薬を用いて，迅速に全血もしくは血漿フィブリノーゲン値を測定する。

子宮温存への強い思い（前置癒着胎盤）

　前置胎盤の症例で，胎盤剥離面からの出血がコントロールできないときは子宮摘出術の適応となる。また，児娩出後に胎盤が剥れ始めたが，一部に強固な癒着胎盤を呈しているような症例も子宮摘出術を考慮すべきである。このような状況での子宮摘出術は急を要することもあり，難度が高い。

　治療の選択肢としての保存的対処法は以前より報告されていたが[2]，近藤らの提唱する保存的治療は積極的保存的治療とでも形容したくなる試みである。一般的には，広い範囲で癒着胎盤となっていて，出血が全くない症例が保存的治療の対象になる。一方，近藤らは，胎盤が剥離し始め，強出血を来している症例も保存的治療の適応とする。ポイントは，剥離しかけた部分の胎盤をすべて切除し，癒着胎盤になっていてどうしても剥がれない部分のみを残して閉創するというものである。子宮腔内には，22Frあるいは24Frのフォーリーカテーテルを，出血が止まるまで，何本でも留置して圧迫止血を試みる（図4）。これまでに7例に対して本療法を行い，全例子宮温存に成功している[3,4]。

　竹田，近藤らからは，子宮温存に向けた"強い思い"を感じる。先人の覚悟に敬意を表し，子宮を温存するための努力と工夫を惜しまないようにしたい。

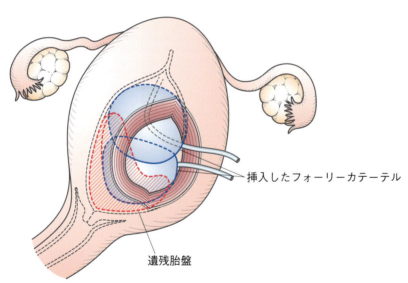

図4●バルーンタンポナーデ法
22Frあるいは24Frのフォーリーカテーテルを複数本子宮腔内に留置して，遺残胎盤に起因する出血に対して圧迫止血を試みる。

Ⅱ 二期的子宮摘出術の適応

妊娠子宮は，①血管が怒張している，②子宮が大きい（前置胎盤の場合は大きなダルマ型の子宮になる），③靱帯や結合組織が浮腫状になっている，という特徴をもつ。これらの特徴があるため，子宮摘出に際しては特別な注意を要する。

スピーディーに手術を進めるためには，ゆっくりと安全に手術を完遂できる能力が必要である。前置癒着胎盤の二期的子宮摘出術は，前処置を行った後に子宮摘出に臨めるため，心に余裕が生まれる。技術を磨くために最適なシチュエーションといえる。前置癒着胎盤の子宮を摘出できる技術があれば，どのような妊娠子宮にも対応できる。本章では，**前置癒着胎盤に対する二期的子宮摘出術**について解説した後，**一期的子宮摘出術**について解説する。

前置癒着胎盤の二期的子宮摘出術の適応 ―両手に余る子宮―

筆者らが考える前置癒着胎盤の二期的子宮摘出術（待機療法）の適応は，児娩出後に胎盤が剝離せず，出血が認められない症例である（表1）。

このような症例では，癒着の範囲が広く，かつ胎盤絨毛の侵入程度が深いと推定され，一期的子宮摘出ほどの緊急性はないものの癒着胎盤の程度としてはより重症である（図5）[5]。これらの条件が重なったとき，一期的子宮摘出術の難度は相当高い。両手に入らない子宮を感じたときには，一旦退却し，二期的子宮摘出術（待機療法）に移行する。

表1■二期的子宮摘出術（待機療法）の適応

①児娩出後30分以上を経過しても胎盤の剝離兆候を認めず，かつ出血を認めない場合。
②開腹時，子宮前壁から怒張した血管が透見でき，膀胱後面から子宮前面の漿膜面に怒張血管が認められる場合。
③膀胱子宮窩とダグラス窩に両手を入れて子宮の双手診を行った際に，子宮の可動性が乏しく，"両手に入りきらない"と感じる場合。

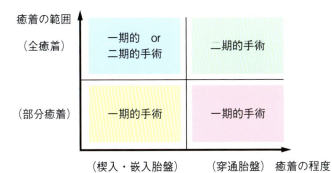

図5●癒着の範囲・程度と手術法の選択
一般的に，二期的手術を行うためには全癒着胎盤であることが前提となる。その中でも，子宮前壁の怒張血管が著明な症例，膀胱への浸潤例など重症度が高い症例がよい適応となる。
（炭竈誠二，小谷友美，早川博生．前置癒着胎盤二期的手術．平松祐司，小西郁生，櫻木範明，他（編）．OGS NOW 9 前置胎盤・前置癒着胎盤の手術．pp134-43，メジカルビュー社，2012．より）

III 二期的子宮摘出術の実際

術式の概要

❶腹壁切開
　十分な視野が確保できるまで腹壁切開を延長する。腹壁切開は下腹部正中縦切開とする。➡図 6

❷子宮の把持
　子宮底部を大きなガーゼ（ミクリッツガーゼ）で覆い，キュストネル子宮鉗子などで把持する。残存胎盤が子宮体部にかかるなどして鉗子を使用できない場合は，助手にガーゼで覆った子宮を手で牽出させる。➡図 7

❸両側子宮円靱帯・両側卵巣固有靱帯・卵管の切断
　非妊娠子宮の摘出時よりも，子宮体側を挟鉗する組織に余裕をもたせ，靱帯や卵管を切断・結紮する。加えて，動脈結紮や集束結紮を行った部位には二重結紮を行う。➡図 8, 9

❹膀胱側腔の展開
　子宮広間膜を切開し，後腹膜腔を展開する。外腸骨動静脈の内側，臍動脈索（側臍靱帯）の外側の膀胱に隣接する部位で膀胱側腔を展開し[6]，子宮の側方のスペースを確保する。➡図 10, 11

❺尿管の同定・直腸側腔の試掘
　子宮を上方に，臍動脈索（側臍靱帯）を側方に，直腸を内側に牽引すると，広間膜後葉についた尿管が同定される。広間膜後葉より尿管を剥離し，尿管トンネル入口部まで分離する。➡図 12, 13

❻子宮動静脈の同定
　臍動脈索（側臍靱帯）を頭側に内腸骨動脈の起始部まで辿っていくと，まず膀胱動脈が内側に分岐する。その次に分岐している子宮動脈を確認する。さらに丁寧に子宮動脈周辺を試掘すると子宮静脈（浅子宮静脈）が現れる。➡図 14, 15

❼子宮動静脈の分離・切断
　尿管トンネル入口部では子宮動静脈は 1 本にまとまっていて，容易に同定することができる。天井部で子宮動静脈を結紮・切断する[7]。➡図 16, 17

❽ダグラス窩腹膜の切開・開放
　ダグラス窩腹膜に，モノポーラで浅い横切開を加え，腹膜開放部から，直腸を下方に圧排剥離する[8]。➡図 18, 19

❾仙骨子宮靱帯切断
　仙骨子宮靱帯内側面の結合織を剥離する。靱帯部が露出したら，切断・結紮する。➡図 20

❿子宮の双手診
　膀胱子宮窩と解放されたダグラス窩に両手を入れて子宮の双手診を行い，摘出すべき子宮の全体像を把握する。➡図 21

⓫膀胱剥離
　子宮を頭側に強く牽引しながら，頸部下面から持ち上げるようにして，膀胱の剥離操作を行う。剥離は癒着の程度の最も弱い部位から実施する。➡図 22, 23

⓬子宮摘出（膀胱子宮靱帯前層・基靱帯・結合組織の結紮・切断）
　子宮摘出に必要な膀胱子宮靱帯の前層，基靱帯，一部の結合組織を挟鉗・切断する。➡図 24

Ⅲ 二期的子宮摘出術の実際

❸腟管切断・閉鎖

最後に腟管を切断して子宮を摘出する。腟内消毒後に，吸収糸を用いて腟管を単結節縫合する。
➡図 25～27

❹膀胱損傷の確認

膀胱内にインジゴカルミン液を注入し膀胱損傷の有無を確認する。膀胱損傷時は，吸収糸での二層縫合により修復する。膀胱剝離操作により膀胱壁が菲薄化している部分があれば，念のために修復しておく。➡図 28, 29

術式の図解

❶腹壁切開

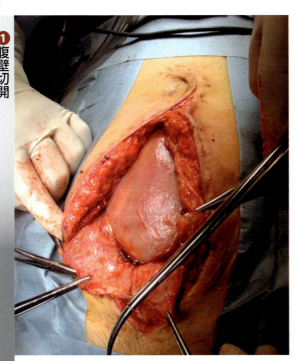

図6●腹壁切開
子宮底部横切開法後に二期的子宮摘出術を行った症例。十分な視野が確保できるまで腹壁切開を延長する。必要に応じて，臍を迂回して臍上まで皮膚切開を切り上げる。妊娠中あるいは産褥期は組織が浮腫状に軟化しており，層の剝離は容易である。

❷子宮の把持

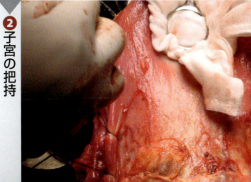

図7●キュストネル子宮鉗子による子宮把持
子宮底部を大きなガーゼ（ミクリッツガーゼ）で覆い，キュストネル子宮鉗子などで把持すると手術を進めやすい。大きな子宮は術野の妨げになる。安全に手術を進めるためには，適切な子宮牽引操作が必要となる。

❸ 両側子宮円靱帯・両側卵巣固有靱帯・卵管の切断

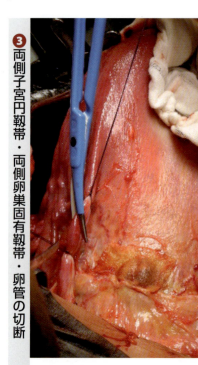

図8● 両側子宮円靱帯・両側卵巣固有靱帯・卵管の切断
妊娠子宮は血管が怒張しており，血流も豊富である．挟鉗・切断・結紮の各操作を一つひとつ確実に行わなければ，余分な出血が生じ，患者に負担となるだけでなく手術の難度も上がる．

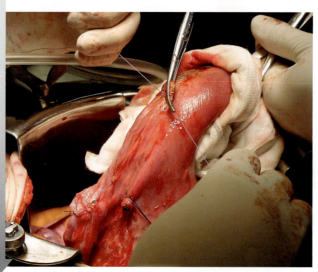

図9● 両側子宮円靱帯・両側卵巣固有靱帯・卵管の結紮
これらの靱帯や卵管の子宮側断端を確実に結紮するために，非妊娠子宮の摘出時よりも，子宮体側を挟鉗する組織に余裕をもたせる．動脈結紮や集束結紮を行った部位は二重結紮を行うという慎重さも求められる．

❹ 膀胱側腔の展開

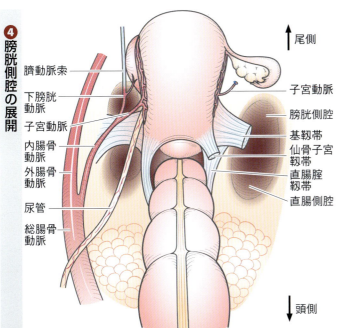

図10●膀胱側腔の展開①
前置胎盤症例のようなダルマ型の子宮の場合，不用意な手術操作は，尿管損傷や強出血の原因となる。子宮動静脈や尿管を同定しながら，慎重に手術を進めていく。手術手技の確実性を高めるためには，正しい骨盤解剖の理解が何よりも大切である。
(工藤尚文（原著），武田佳彦（編）．子宮の手術 子宮を中心とした血管系．産婦人科手術のための解剖学．p41，メジカルビュー社，1999．より改変)

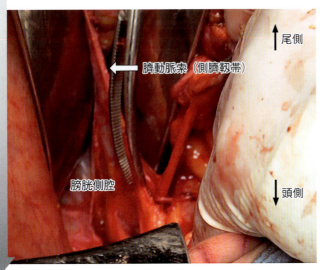

図11●膀胱側腔の展開②
子宮広間膜を切開し，子宮円靱帯の下にある疎な結合織を鈍的に分け入っていくと，外腸骨動静脈の内側，臍動脈索（側臍靱帯）の外側の膀胱に隣接する部位で抵抗のないスペースに到達する。この疎な結合織をさらに下方に剥離してできた小鶏卵大のスペースが膀胱側腔である。この腔をできるだけ丁寧に拡げ，子宮の側方のスペースを確保する。

❺ 尿管の同定・直腸側腔の試掘

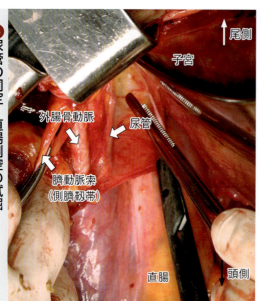

図12●尿管の同定①
子宮を上方に，臍動脈索（側臍靱帯）を側方に，直腸を内側に牽引すると，広間膜後葉についた尿管が同定される。

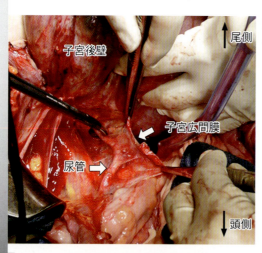

図13●尿管の同定②
尿管は蠕動運動が見られるため肉眼的に確認可能である。また触診でもsnapping sensationにより尿管を確認することができる。

❻ 子宮動静脈の同定と切断

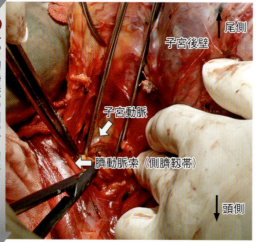

図14●子宮動静脈の同定①
後腹膜を展開し，臍動脈索（側臍靱帯）を頭側に内腸骨動脈の起始部まで辿り，膀胱動脈の次に内側に分岐する子宮動脈を確認する。

Ⅲ 二期的子宮摘出術の実際

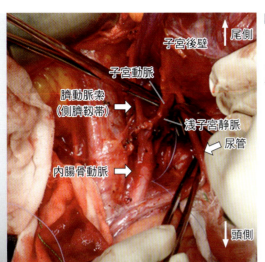

図15●子宮動静脈の同定②
さらに丁寧に子宮動脈周辺を試掘すると子宮静脈（浅子宮静脈）が現れる。子宮動脈と浅子宮静脈を同定しておく。ここでは，直角ケリー鉗子で浅子宮静脈をすくっている。

❼ 子宮動静脈の分離・切断

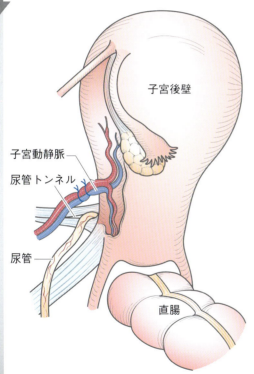

図16●子宮動静脈の分離・切断①
子宮がどのような状態であっても，尿管トンネルの天井部では子宮動静脈は1本にまとまっている。また，尿管の子宮側には血管はないため，尿管を側方に避けながら子宮壁との間に空間を形成し，この天井部で余裕をもって子宮動静脈を結紮・切断する。

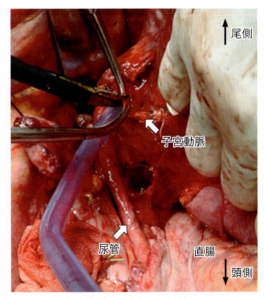

図17●子宮動静脈の分離・切断②
尿管を尿管トンネル入口部まで分離すると，術野が展開され，容易に子宮動脈が同定される。この図は子宮動脈を切断しているところである。尿管には尿管ステントを留置している。

147

❽ ダグラス窩腹膜の切開・開放

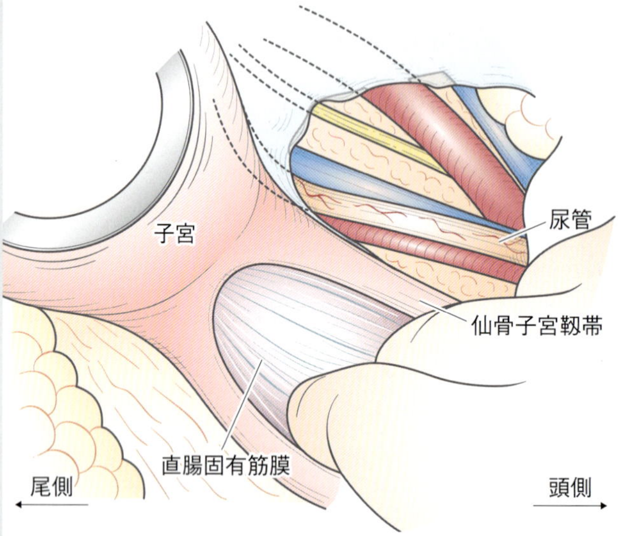

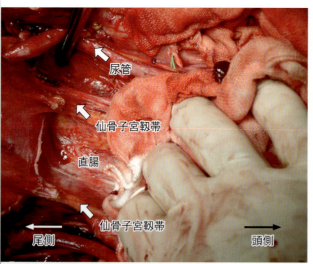

図18●ダグラス窩腹膜の切開・開放①

子宮を上方に牽引し，直腸を頭側に緊張させると，ダグラス窩が浅くフラットになる。ここでは，直腸を十分に緊張させることが重要である。ダグラス窩腹膜にモノポーラで浅い横切開を加えると，腹膜開放部に疎な結合織が現れる。その部位に子宮の後面をなぞるように手指を挿入し拡げていくと，直腸が容易に下方に圧排剥離される。

（古川直人，小林浩．後腹膜からのアプローチ．平松祐司，小西郁生，櫻木範明，他（編）．OGS NOW 2 腹式単純子宮全摘術．pp 146-55，メジカルビュー社，2010．より改変）

図19●ダグラス窩腹膜の切開・開放②

直腸を下方に圧排剥離しているところである。このときに，層が誤っていたり，手指が直腸側に向いたりすると，直腸損傷や不用意な出血を招くことがある。慎重な操作が必要である。

❾ 仙骨子宮靱帯切断

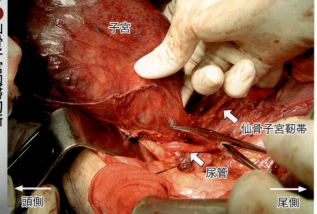

図20●仙骨子宮靱帯切断

ダグラス窩腹膜を切開・開放後，仙骨子宮靱帯内側面の結合織を剥離する。靱帯部が露出したら，切断・結紮する。

Ⅲ 二期的子宮摘出術の実際

❿ 子宮の双手診

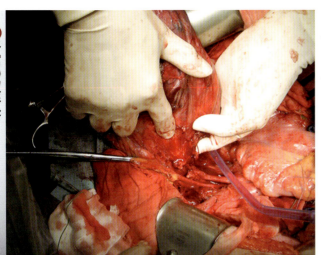

図21●子宮の双手診
膀胱子宮窩と解放されたダグラス窩に両手を入れて子宮の双手診を行い，摘出すべき子宮の全体像を把握する。子宮全体を手の中に入れて全体をイメージすることが大切である。

⓫ 膀胱剝離

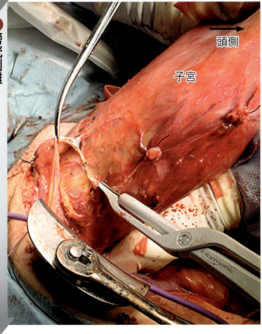

頭側
子宮

図22●膀胱剝離操作①
膀胱を子宮頸部から剝離する際は，子宮を頭側に強く牽引する。解放されたダグラス窩に手を入れて，手指を子宮後方から腟円蓋部にかけ，子宮を頸部下面から持ち上げるように把持しながら，膀胱の剝離操作を進めていく。

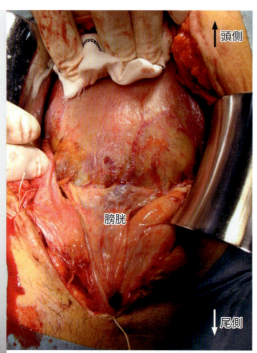

図 23 ● 膀胱剝離操作②
子宮は必ず頭側に強く牽引する。剝離は癒着の程度の弱いところから実施する。癒着が高度な部分の剝離を行うときは，膀胱損傷を恐れない。膀胱が損傷しても，後で修復すればよいという気持ちで手術を進める。剝離操作に，ハーモニック FOCUS® などのパワーソースを用いることがある。

⓬ 子宮摘出

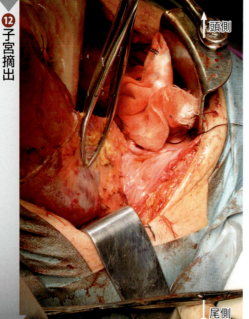

図 24 ● 子宮摘出（膀胱子宮靱帯前層・基靱帯・結合組織の結紮・切断）
子宮摘出に必要な膀胱子宮靱帯の前層，基靱帯，一部の結合組織を挟鉗・切断する。既に尿管は遊離され，子宮動脈・静脈も切断されている。仙骨子宮靱帯も切断されているため，膀胱子宮靱帯，基靱帯は容易に切断できる。この段階でも，子宮側の血管には血流が残っている。油断は禁物である。

Ⅲ　二期的子宮摘出術の実際

⑬ 腟管切断・閉鎖

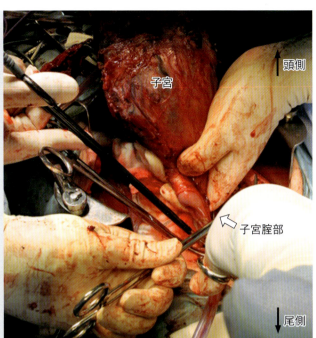

図 25 ● 腟管切断
この段階になると，子宮は腟管のみでつながっている状態となる。最後に腟管を切断して子宮を摘出する。

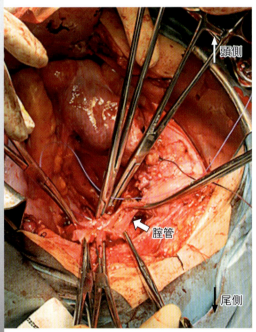

図 26 ● 腟管閉鎖①
腟内消毒後に，数本のコッヘル鉗子で把持した腟管を，吸収糸を用いて単結節縫合する。

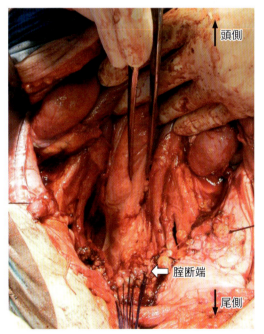

図 27 ● 腟管閉鎖②
腟管を閉鎖した後の状態。

⓮ 膀胱損傷の確認

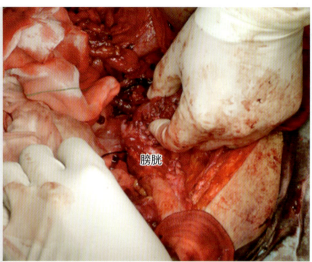

図28●膀胱損傷の確認①
膀胱内にインジゴカルミン液を注入し膀胱の損傷の有無を確認する。膀胱損傷自体は恐れることではないし，ましてや悪いことでもない。術前にこのような手術が予想される場合は，泌尿器科とカンファレンスを行い，当日の応援を要請しておく。

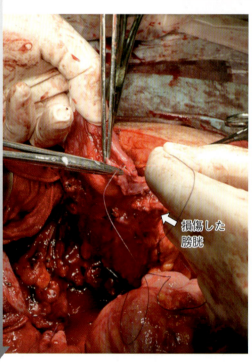

図29●膀胱損傷の確認②
膀胱損傷時は，合成吸収糸での二層縫合により修復する。膀胱剝離操作により膀胱壁が菲薄化している部分があれば，念のために修復しておく。

Ⅳ 帝王切開時子宮摘出術のポイント

覚悟を支える知識と経験

　前述したように，妊娠子宮には，①血管が怒張している，②子宮が大きい（前置胎盤の場合は，大きなダルマ型の子宮になる），③靱帯や結合組織が軟化している，といった特徴がある。このような症例に対して安全に手術を進めるためには，骨盤解剖を熟知した婦人科腫瘍専門医，泌尿器科医，放射線科医，消化器外科医，心臓血管外科医等の助力の得られる環境が望ましい。

　しかしながら，危機的状況にある患者を目の前にして，これらのスタッフの到着を待てないケースもあるだろう。高次施設に搬送する時間的余裕のないケースもあるだろう。母児の救命のために覚悟を決めて矢面に立たなければならない状況は，産婦人科医の宿命である。

　覚悟を支えるものは知識と経験であり，知識と経験によらない覚悟は無謀でしかない。いざというときのために常に備えよう。いざというときは，「今日」かもしれない。

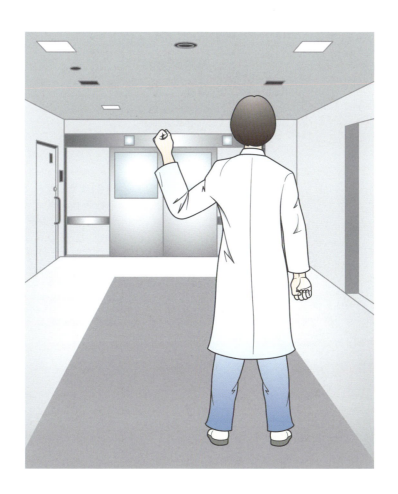

骨盤解剖の正しい知識 —尿管の走行を知る—

　手術の確実性を高めるためには，正しい骨盤解剖の知識が欠かせない。不用意な手術操作は，尿管損傷や強出血の原因となる。

　子宮摘出術は，尿管などの周辺臓器を傷つけることなく子宮支持靱帯を切断する手術である。事前に尿管ステントを留置して尿管損傷の予防に努めるという方法もあるが，何よりも大切なのは正しい骨盤解剖の理解である。子宮支持靱帯と尿管の位置関係，子宮動静脈と尿管の位置関係を熟知してほしい（図30, 31）[9, 10]。

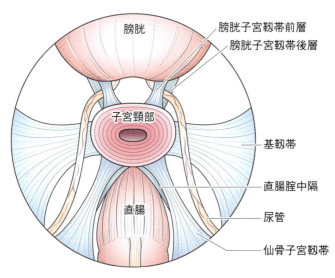

図30●骨盤解剖①
子宮頸部から腟に付着する靱帯としては，前方から膀胱子宮靱帯（前層・後層），基靱帯，仙骨子宮靱帯，直腸腟中隔がある。尿管は子宮頸部外側から膀胱子宮靱帯前層と後層の間を走行して膀胱に入る。
（高倉賢二，樋口壽宏，勝矢聡子．単純子宮全摘術の手術解剖学．平松祐司，小西郁生，櫻木範明，他（編）．OGS NOW 2 腹式単純子宮全摘術．pp 32-41, メジカルビュー社，2010. より改変）

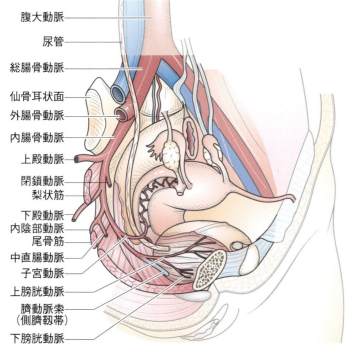

図31●骨盤解剖②
手術手技の確実性を高めるためには，正しい骨盤解剖の理解が欠かせない。子宮動静脈と尿管を同定し，尿管の走行を目視しながら手術を進めることも，ときには必要である。
（工藤尚文（原著），武田佳彦（編）．子宮の手術 子宮を中心とした血管系．産婦人科手術のための解剖学．p41, メジカルビュー社，1999. より改変）

経験を学ぶ，真似る

　上級医の婦人科腫瘍手術は，技術と経験を学ぶ場として最適である。手術を見学するときは，術野だけを見るのではなく，手術器具の使い方（握り方），体の振り方（図32），姿勢，手術台の高さなどにも注意を向けてほしい。手術動作の一つひとつに，長年の経験により培われた工夫が隠れている。

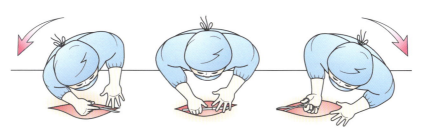

図32●手術時の体の振り方
何をしたいか，どの深さで処理をしたいかによって，どちらに体を振ればいいのかが変わる。

パワーソースを活用する

　妊娠・産褥期においては，骨盤内の血管が怒張しているため，その損傷は大量出血につながる。すべての手術操作において，組織の挟鉗・結紮を確実に行うことが要求される。手術の状況に応じて，LigaSure™，ENSEAL®G2などのシーリングシステム（図33）や，バイテック，パワースター®などのバイポーラシザーズ，ハーモニックFOCUS®など（図34），パワーソースを活用することを考慮してほしい。

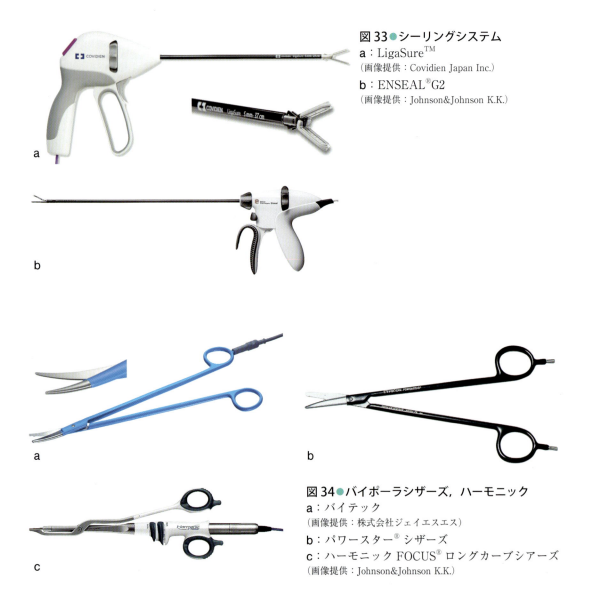

図33●シーリングシステム
a：LigaSure™
（画像提供：Covidien Japan Inc.）
b：ENSEAL®G2
（画像提供：Johnson&Johnson K.K.）

図34●バイポーラシザーズ，ハーモニック
a：バイテック
（画像提供：株式会社ジェイエスエス）
b：パワースター® シザーズ
c：ハーモニックFOCUS® ロングカーブシアーズ
（画像提供：Johnson&Johnson K.K.）

膀胱剝離操作の要

　膀胱を子宮頸部から剝離する際は，子宮を頭側に強く牽引する。解放されたダグラス窩に手を入れて，子宮を頸部下面から持ち上げるように把持しながら，膀胱の剝離操作を進める。膀胱剝離は癒着の程度の弱いところから実施するのが原則である（図35）。癒着が強固な症例であっても，癒着が弱い部分の剝離操作を進めていくうちに，側方からの侵入路がみつかり，手指を挿入することができるようになる（図36）。

> **膀胱剝離操作の要点**
> ①子宮を頭側に強く牽引する。
> ②膀胱損傷を恐れてはいけない。
> ③状況によっては意図的に膀胱を開放する。

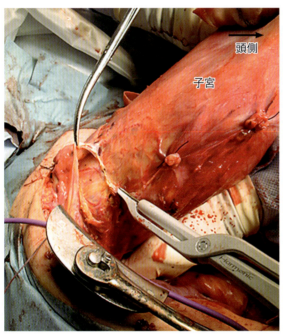

図35●膀胱剝離操作①
膀胱を子宮頸部から剝離する際は，子宮を頭側に強く牽引する。解放されたダグラス窩に手を入れて，手指を子宮後方から腟円蓋部にかけ，子宮を頸部下面から持ち上げるように把持しながら，膀胱の剝離操作を進めていく。

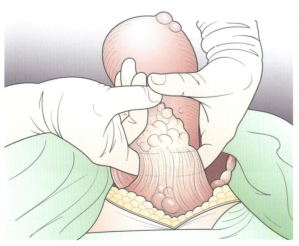

図36●膀胱剝離操作②
膀胱剝離は癒着の程度の弱いところから実施する。癒着が強固な場合でも，ある程度剝離が進むと側方からの侵入路がみつかることが多い。この側方からの侵入路は頸管に近い低い位置にあることが多く，この図のように手指を容易に挿入することができる。

癒着が高度な部分の剥離を行うときは，膀胱損傷を恐れてはいけない．膀胱を損傷したとしても，後で修復すれば問題はない．この部分の剥離操作に，ハーモニックFOCUS®などのパワーソースを用いることもある（図37）．

穿通胎盤などでは，意図的に膀胱を開放して，膀胱の一部を子宮側につけたまま，子宮を摘出することもある（図38）．松原らは，「胎盤の膀胱浸潤を子宮体癌の膀胱浸潤例に置き換えて，膀胱剥離は一切行わずに，膀胱を広く開放する．膀胱の内側から腟管を離断し，胎盤浸潤した膀胱もろとも子宮を摘出する」と述べている[11]．

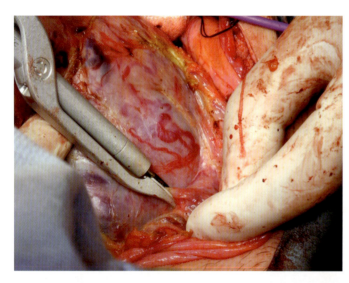

図37●膀胱剥離操作③
高度な癒着部位の剥離操作に，ハーモニックFOCUS®などのパワーソースを用いることもある．膀胱を上方に牽引しながら，ハーモニックFOCUS®を用いて，挟鉗・切断・剥離を進める．

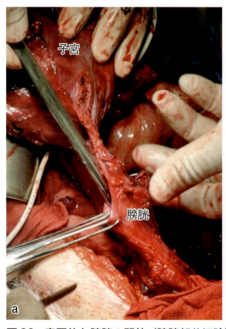
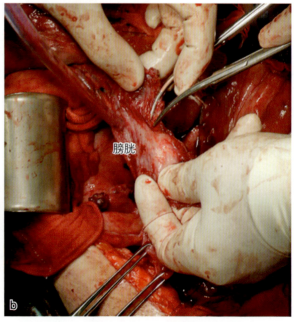

図38●意図的な膀胱の開放（膀胱部分切除）
a：意図的に膀胱を開放して，膀胱の一部を子宮側につけたまま子宮を摘出した症例．
b：開放した膀胱に中指を挿入しながら，子宮を切断しているところである．膀胱内に挿入した中指が透けて見えている．

前が駄目なら，後方から攻める

穿通胎盤などで膀胱剥離操作に行き詰まったら，先に後腟円蓋部を開放する方法もある．後方から手術操作を進めることで，基靭帯の処理と膀胱・前腟壁の剥離が容易になる[12,13]（図39）．基靭帯の処理をどこまで進めてよいかわからない場合に有効である．

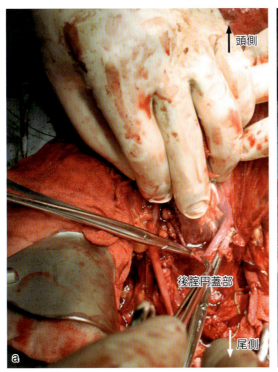 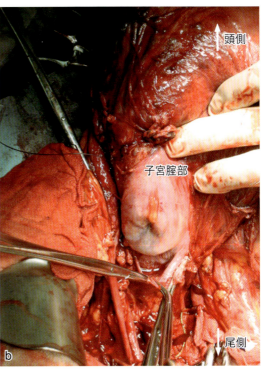

図39●後腟円蓋部の切開・開放
a：後腟円蓋部を先に開放することにより，基靭帯の処理と膀胱・前腟壁の剥離が容易になる．
b：露わになった子宮腟部．

V 一期的子宮摘出術の適応

適応は出血し続けている症例

　この術式の適応となる"出血し続けている症例"は，いわば術中死する可能性のある症例である（図40）。このような修羅場において要求されるのは，術者の判断力とスピードである。癒着胎盤が他臓器に浸潤している可能性があるならば，迷わず応援を依頼する。

　手術に対する基本的な心構えは，二期的摘出術のときと同様である。①血管が怒張している，②子宮が大きい（前置胎盤の場合は，大きなダルマ型の子宮になる），③靱帯や結合組織が浮腫状になっている，という妊娠子宮の特徴に留意しながら，"冷静かつ大胆に"手術を進める。このようなときこそ，日ごろの修練が実を結ぶ。

　ここでは，二期的子宮摘出術と同様の手術操作を行う余裕がない前置癒着胎盤症例を想定し，最短時間で子宮を摘出するためのポイントについて解説する。

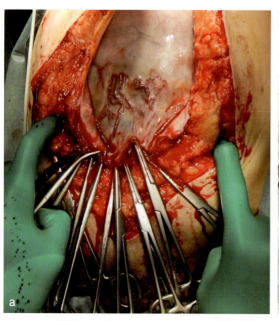 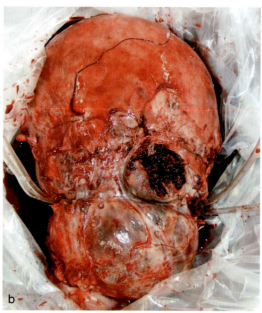

図40●一期的子宮摘出術を行った前置癒着胎盤症例
a：子宮漿膜面と吊り上がった膀胱表面に怒張した血管を認めた。子宮底部横切開で児を娩出後，胎盤を剝離せずに子宮筋層を縫合した。閉腹途中に腟からの大量出血を確認したため，待機療法は困難と判断し，一期的子宮摘出の方針とした。
b：総腸骨動脈バルーンカテーテルを用いて血流を遮断し，出血の減量を図りながら子宮摘出術を行ったが，術中総出血量は10,000 mLを超えた（羊水含む）。穿通胎盤となっており，胎盤絨毛は膀胱筋層に一部浸潤していた。

（福井県立病院　土田達先生よりご提供）

VI 一期的子宮摘出術の実際

術式の概要

❶子宮筋層縫合
　子宮底部を大きなガーゼ（ミクリッツガーゼ）で覆い，助手に子宮を牽引させながら，太めの糸で速やかに子宮筋切開創を縫合する．縫合する余裕すらない場合には，助手は子宮を圧迫したまま把持・牽引する．➡図41, 42

❷両側子宮円靱帯・両側卵巣固有靱帯・卵管の切断
　妊娠子宮は血管が怒張しており，血流も豊富である．挟鉗・切断・結紮の各操作を確実に行う．両側子宮円靱帯を結紮・切断し，両側卵巣固有靱帯および卵管を切断する．➡図43

❸膀胱子宮窩腹膜切開
　子宮広間膜前葉を膀胱付近まで切開し，膀胱子宮窩腹膜を切開する．このとき，可能であれば子宮頸部から膀胱を剝離するが，前置癒着胎盤症例で膀胱剝離が危険であると判断した場合は，膀胱剝離に固執せず，後方操作に移行する．➡図44, 45

❹ダグラス窩腹膜開放と子宮の双手診
　ダグラス窩腹膜を開放し，ダグラス窩に手を入れて子宮を後方から挙上すると，摘出すべき子宮の全体像がイメージできる．ダグラス窩を開放する余裕がない場合も，子宮全体を手の中に収めて，子宮摘出を完遂させるためのイメージを掴む．➡図46

❺子宮広間膜後葉切開
　子宮広間膜後葉を仙骨子宮靱帯の子宮付着側部に向かって剝離を進める．手指で尿管を確認しながら，子宮側に向かい切開する．➡図47

❻子宮傍結合織の処理
　疎な子宮傍結合織を処理すると怒張した血管が露わになる．切断する側の反対頭側上方に子宮を牽引するが，ダグラス窩に挿入した手を用いて反対側への牽引をより強くするとよい．➡図48, 49

❼子宮頸部と腟円蓋部の確認
　手順❸において膀胱剝離を行わなかった場合は，子宮後方に挿入した手指であらためて子宮頸部と腟円蓋部を確認する．➡図50

❽子宮動静脈・基靱帯・仙骨子宮靱帯の切断
　基靱帯上部の子宮動静脈を含む切断可能な部分を切断する．基靱帯の切断は，無理をせずに複数回に分けて行う．その後，仙骨子宮靱帯を切断する．➡図51, 52

❾膀胱剝離
　子宮を頭側に強く牽引しながら，癒着の程度の弱いところから膀胱の剝離操作を進める．癒着が高度な部分の剝離を行うときは，膀胱損傷を恐れない．➡図53

❿子宮摘出
　尿管を触診で確認しながら，腟管を切断し子宮を摘出する．腟管は単結節縫合とする．➡図54, 55
　閉創に移る前に，膀胱内にインジゴカルミン液を注入し，膀胱損傷の有無を確認する．膀胱損傷時は，吸収糸で修復する．

術式の図解

❶ 子宮筋層縫合

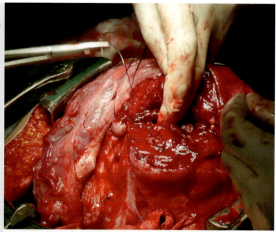

図41● 子宮筋層縫合
胎盤を剝離せずに子宮腔内に残したまま，子宮筋層を縫合する．この図は子宮底部横切開の創を縫合しているところである．

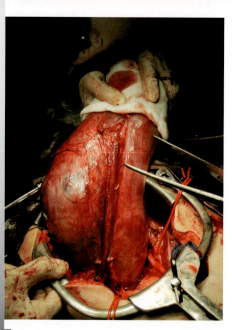

図42● 助手による子宮の把持・牽引
子宮筋切開創部を縫合する余裕がない場合は，子宮底部を大きなガーゼ（ミクリッツガーゼ）で覆い，助手は，子宮を圧迫止血したまま把持・牽引する．

❷ 靱帯・卵管の切断

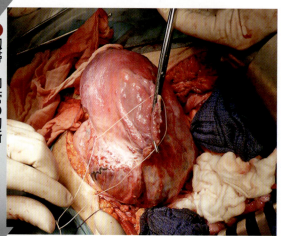

図43● 両側卵巣固有靱帯・卵管の切断
靱帯や卵管の子宮側断端を確実に結紮するために，非妊娠子宮を摘出するときよりも，子宮体側を挟鉗する組織に余裕をもたせた方がよい．結紮が甘いと，子宮側から出血し続けることになる．

❸ 膀胱子宮窩腹膜切開

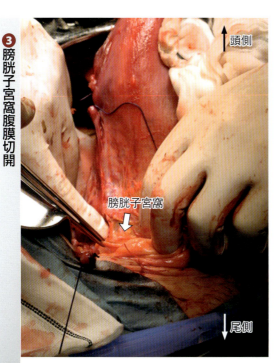

図44●膀胱子宮窩腹膜切開①
非妊娠子宮摘出時と同様に，子宮広間膜前葉を膀胱付近まで切開し，膀胱子宮窩腹膜を切開する．

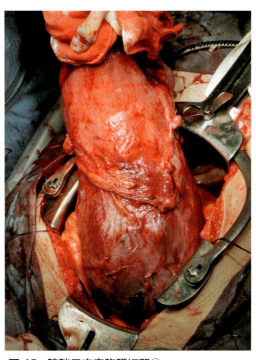

図45●膀胱子宮窩腹膜切開②
前置癒着胎盤症例で，子宮頸部から膀胱を剥離することができた症例の術中写真．ダルマ型の子宮を呈している．前置癒着胎盤症例で膀胱剥離が危険であると判断した場合は，膀胱剥離に固執せず，速やかに後方操作に移行する．

❹ ダグラス窩腹膜開放と子宮の双手診

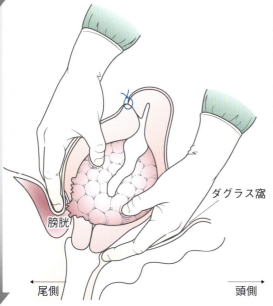

図46●ダグラス窩腹膜開放と子宮の双手診
膀胱剥離操作が行われていない前置胎盤の子宮頸部は，触診しても円蓋部が不明瞭な場合が多い．その際には必ず，子宮後方に挿入した手指で，子宮頸部と円蓋部を確認し子宮全体を包み込む．ダグラス窩を開放する余裕がない場合も，子宮全体を双手診の要領で手の中に収めて手術を成功させるためのイメージを掴む．

❺ 子宮広間膜後葉切開

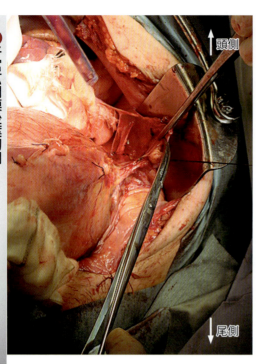

図47●子宮広間膜後葉切開
子宮広間膜後葉を仙骨子宮靱帯の子宮付着側部に向かって剝離を進める。前置胎盤症例のようにダルマ型の子宮の場合，尿管自体が子宮側に接近している。手指で尿管を確認しながら，子宮側に向かって慎重に切開を進める。時間的な余裕があるならば，二期的子宮摘出術と同様に，尿管を同定しながら手術を進めたい。尿管を同定することにより，尿管損傷のリスクは格段に低くなる。

❻ 子宮傍結合織の処理

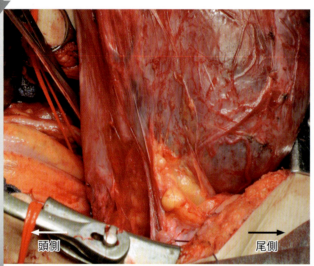

図48●子宮傍結合織の処理①
ダルマ型の子宮の場合，通常の腹式単純子宮摘出術で行うような子宮傍結合織の処理は危険である。不用意な手術操作は，尿管損傷や強出血の原因となる。子宮傍結合織を少しずつ丁寧に処理していく。

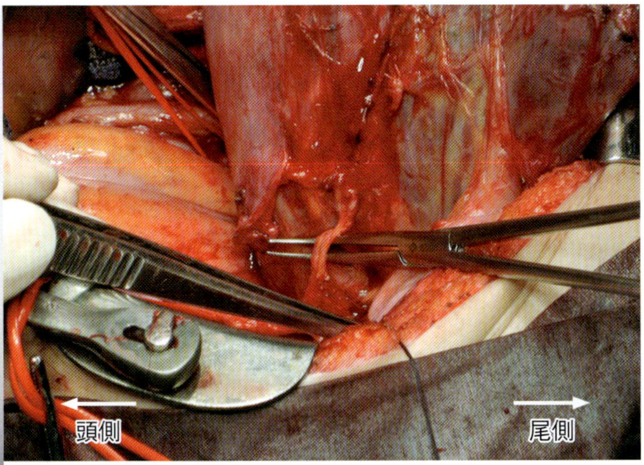

Ⅵ 一期的子宮摘出術の実際

図49●子宮傍結合織の処理②
疎な子宮傍結合織を少しずつ処理していくと，怒張した血管が現れる。ペアン鉗子の奥に怒張した血管が透けて見えている。

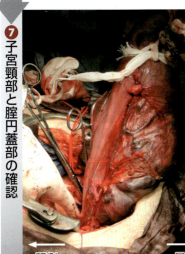

❼ 子宮頸部と腟円蓋部の確認

図50●子宮頸部と腟円蓋部の確認
膀胱剝離を行わなかった場合は，子宮腟部が不明瞭になる。子宮後方に挿入した手指であらためて子宮頸部と腟円蓋部を確認する。この段階で，後方から円蓋部に手指を挿入し，上方に持ち上げるようにすることで，基靱帯上部の子宮動静脈を含む切断可能な部分が同定される。

❽ 子宮動静脈・靱帯の切断

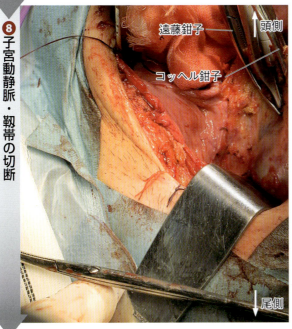

図51●基靱帯の切断
子宮を牽引・挙上し，基靱帯上部の子宮動静脈を含む切断可能な部分を同定する。切断部分を遠藤鉗子で挟鉗する。その頭側を子宮側に少し余裕をもってコッヘル鉗子か曲型ペアン鉗子で挟鉗し，遠藤鉗子との間を切断する。前置胎盤の場合は基靱帯が厚く長くなっている。切断は無理をせず複数回に分けて行う。尿管の走行に十分に注意しながら，手術を進める。

165

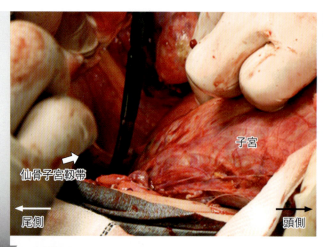

図52●仙骨子宮靱帯切断
仙骨子宮靱帯内側面の結合織を剥離する。靱帯部が露出したら，切断・結紮を行う。尿管を手指で触診しながら，手術操作を進める。

❾ 膀胱剥離

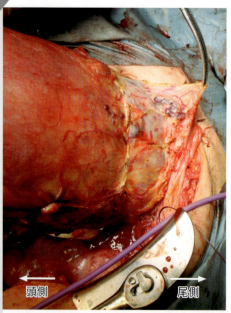

図53●膀胱剥離①
子宮を頭側に強く牽引しながら，癒着の程度の弱いところから膀胱の剥離操作を進める。癒着が高度な部分の剥離を行うときは，膀胱損傷を恐れない。

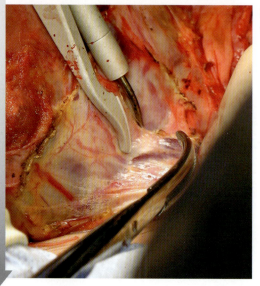

図54●膀胱剥離②
癒着が高度な部分の剥離を行うときは，状況に応じてパワーソースを活用する。

Ⅵ 一期的子宮摘出術の実際

⑩子宮摘出

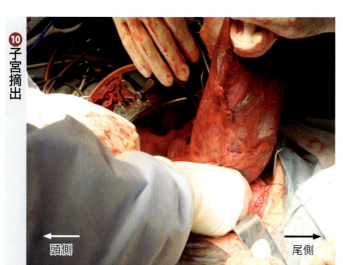

図55●子宮摘出①
尿管を触診で確認しながら操作を進める。尿管の走行には常に注意を払う。

頭側　尾側

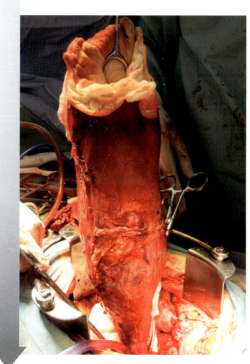

図56●子宮摘出②
子宮は腟管のみでつながっている状態となる。腟管を切断し，子宮を摘出する。

167

VII おわりに

　松原は,「出血する前に子宮を取ってしまえば出血しない」という先輩医師の言葉に触れながら,「手術に求められるものはやはりスピードである」と述べた[11]。大量出血の中での子宮摘出という修羅場においては,"スピード"のほかに,"手技の正確性"や"ある種の胆力"が求められるが,これらは一朝一夕に築かれるものではない。日ごろの修練により養われるのである。

　帝王切開は,産婦人科医の誰もが習得すべき手術手技であるため,一見工夫の余地などないように思われがちだが,実際は,それぞれの術者が,日常出会う"困難症例"に対し,工夫を凝らしながら手術を行っている。

　本書のコラムに示したように,臨床試験のエビデンスをエビデンスとして真摯に受け止める姿勢は大切である。だが,それと同時に,論文を読むだけでは解決できない現実に立ち向かい,明日の医療を切り開いていくのも,私たち産婦人科医の大切な使命である。

　「産科婦人科手術は帝王切開に始まり帝王切開に終わる」,「帝王切開は,2つの生命を助けるために行う緊急避難手術であるが,次の子を,後々の母を,そして将来我々自身を苦しめる可能性がある」,これらの金言を胸に,日々の努力を重ねてほしい。そして,願わくはその努力を,明日のエビデンスにと育ててほしい。帝王切開の過去に触れ,現在を学び,未来を作り上げていってほしいと願っている。

参考文献

1) 竹田省,西原沙織,牧野真太郎,他.周産期　産科出血の管理.産婦治療.2008；97：300-6.
2) Sentilhes L, Ambroselli C, Kayem G, et al. Maternal outcome after conservative treatment of placenta accreta. Obstet Gynecol. 2010；115：526-34.
3) Kondoh E, Kawasaki K, Kawamura A, et al. Successful management of intraoperative hemorrhage from placenta previa accreta：intrauterine tamponade balloons brought out through the abdominal wall. J Matern Fetal Neonatal Med. 2014；27：309-11.
4) Imai S, Kondoh E, Kawasaki K, et al. Placental blood flow disappears coincident with a fall in human chorionic gonadotropin to undetectable levels in conservative management of placenta accreta. Eur J Obstet Gynecol Reprod Biol. 2014；180：199-201.
5) 炭竈誠二,小谷友美,早川博生.前置癒着胎盤　二期的手術.平松祐司,小西郁生,櫻木範明,他(編).OGS NOW 9 前置胎盤・前置癒着胎盤の手術.pp 134-43,メジカルビュー社,2012.
6) 鈴木光明,大和田倫孝.婦人科疾患の診断・治療・管理 広汎子宮全摘出術.日産婦会誌.2009；61：N211-6.
7) 小辻文和,西島浩二.子宮底部横切開法 ―トラブル回避の手術順と適応―.平松祐司,小西郁生,櫻木範明,他(編).OGS NOW 9 前置胎盤・癒着の手術.pp 82-93,メジカルビュー社,2012.
8) 古川直人,小林浩.後腹膜からのアプローチ.平松祐司,小西郁生,櫻木範明,他(編).OGS NOW 2 腹式単純子宮全摘術.pp 146-55,メジカルビュー社,2010.
9) 高倉賢二,樋口壽宏,勝矢聡子.単純子宮全摘術の手術解剖学.平松祐司,小西郁生,櫻木範明,他(編).OGS NOW 2 腹式単純子宮全摘術.pp 32-41,メジカルビュー社,2010.
10) 工藤尚文(原著),武田佳彦(編).子宮の手術 子宮を中心とした血管系.産婦人科手術のための解剖学.p41,メジカルビュー社,1999.
11) 松原茂樹.分娩管理 前置癒着胎盤のcesarean hysterectomy 手技・縫合法の工夫.周産期医,2013；43：769-86
12) 竹田省,村山敬彦.子宮全摘術.平松祐司,小西郁生,櫻木範明,他(編).OGS NOW 9 前置胎盤・癒着の手術.pp122-33,メジカルビュー社,2012.
13) Pelosi MA 3rd, Pelosi MA. Modified cesarean hysterectomy for placenta previa percreta with bladder invasion：retrovesical lower uterine segment bypass. Obstet Gynecol. 1999；93 (5 Pt 2)：830-3.

COLUMN　帝王切開のこれから

　2014年の時点での世界の帝王切開率は約19%と報告されています。ブラジル・イラン・メキシコのように帝切率が50%を超える国もあり[1]，世界中で毎年2,000万人の女性が帝王切開を受けています。

　2016年に発表されたCORONISトライアルは，世界7カ国の15,000人以上を対象にした大規模研究（RCT）で，帝王切開における様々な手技の違いが，短期予後[2]（母体死亡・術後感染・再手術・輸血）と長期予後[3]（骨盤痛・腹壁瘢痕ヘルニア・骨盤内癒着・不妊・次回妊娠における母児の有害事象）に，どのような影響を及ぼすかが詳細に検討されました。

　その結果は，腹腔内へ到達するのに鋭的手法をとっても鈍的手法をとっても，子宮筋層を単層縫合しても二層縫合しても，腹膜を閉じても閉じなくても，子宮筋層縫合にchromic catgutを用いてもpolyglactin-910（バイクリル®）を用いても，短期予後と長期予後には影響が出ないというものでした[2,3]。これらの事実は，これまで行われてきた帝王切開の手術手技が，等しく安全であることを証明するとともに，今後様々な手技が，手術時間が短縮され，コストのより安い方法にシフトしていく可能性を示しました[1]。

　一方で，大規模研究を謳うCORONISトライアルであっても，7カ国（アルゼンチン・チリ・ガーナ・インド・ケニア・パキスタン・スーダン）が対象の研究にすぎません。追跡された期間はわずか平均3.8年です。素晴らしい臨床研究であることに疑問の余地はありませんが，研究結果の解釈には自ずと制限があり，著者の主張を鵜呑みにするのは危険なことでもあります。コラムの中で帝王切開にまつわる14のテーマについて，最新の文献のレビューを試みました。一つひとつの手技を行ううえで，その根拠となった研究を知ることは大切です。同時に，論文の記述を鵜呑みにせずに，冷静な目でデータをみつめることも大切です。

　わが国でも，高齢のハイリスク妊婦が増え，周産期施設の集約化が進むなど，今後1施設あたりの帝王切開数が増加することは必然です。世界で最も多く施行されている外科手術である「帝王切開のこれから」をどう指し示すか，産婦人科医としての覚悟が問われています。

参考文献

1) Temmerman M. Caesarean section surgical techniques：all equally safe. Lancet. 2016；388：8-9.
2) CORONIS collaborative group, Abalos E, Addo V, Brocklehurst P, et al. Caesarean section surgical techniques（CORONIS）：a fractional, factorial, unmasked, randomised controlled trial. Lancet. 2013；382：234-48.
3) CORONIS collaborative group, Abalos E, Addo V, Brocklehurst P, et al. Caesarean section surgical techniques：3 year follow-up of the CORONIS fractional, factorial, unmasked, randomised controlled trial. Lancet. 2016；388：62-72.

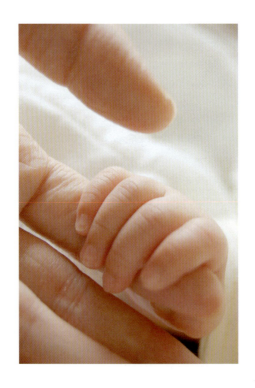

索 引

和文索引

い
一期的子宮摘出術の適応　160
一層縫合　28
一層連続縫合　28, 29
インジゴカルミン液　113, 118, 123, 127, 143, 161
インターロッキング縫合　29

お
横切開（開腹）　9
オキシトシン　51, 53

か
開腹法　9
解剖（腹膜外帝王切開）　111
下腹部正中縦切開　3, 7, 9, 42, 142
間欠的空気圧迫法　94
感染　40
感染性貯留液　54
感染予防　61

き
逆T字切開　46
吸引（腹腔内）　60, 125
吸引・鉗子分娩　85
弓状動脈　77
巨大脂肪層　135
緊急子宮弛緩　48, 85
緊急帝王切開　15
筋層縫合　42
筋膜縫合　8, 38

く
クーベレール子宮　138
駆血　68, 89
クロルヘキシジンアルコール　61

け
頸管拡張　53
血栓症予防　94

血栓性素因　94
減張糸　100

こ
抗凝固療法　94
抗菌薬　52, 61
抗菌薬投与のタイミング　61
抗菌薬の予防投与　61
抗菌薬の予防投与（肥満妊婦）　135
後腟円蓋部の開放　159
後腹膜腔　142
幸帽児　42, 48
硬膜外カテーテル　135
硬膜外麻酔　135
呼吸障害　15
呼吸障害の抑制　3, 23
骨盤解剖　154

さ
臍帯結紮　35
臍帯血輸血　48
臍帯ミルキング　35
臍動脈索　142

し
シーリングシステム　156
子宮温存　86, 138
子宮下部横切開　18, 81, 118, 130
子宮下部縦切開　31, 81
子宮筋切開創の延長　81
子宮筋層切開　3, 18, 21, 42, 46, 81, 84
子宮筋層切開（子宮底部横切開）　68
子宮筋層の開き方　25
子宮筋層縫合　3, 25, 50, 100, 161
子宮筋層縫合（子宮底部横切開）　68
子宮筋層マーキング　3, 20, 26, 130
子宮筋の収縮　18, 78, 85, 100
子宮筋の収縮不全　80

子宮腔内洗浄　60
子宮広間膜　142, 161
子宮広間膜後葉切開　161
子宮再建術　102
子宮支持靱帯（骨盤解剖）　154
子宮収縮薬　51
子宮創の離開　29, 38, 100
子宮胎盤溢血　138
子宮体部縦切開　81
子宮底部横切開法の適応　66
子宮底部の筋層　76
子宮の摘出　142, 161
子宮摘出術の適応　138
子宮動静脈（骨盤解剖）　154
子宮動静脈の切断　161
子宮動静脈の同定　142
子宮動静脈の分離・切断　142
子宮動脈の走行　77
子宮内感染　40
子宮内膜炎　61
子宮の双手診　142, 161
子宮の把持　142, 161
子宮の変化　18, 76
子宮の変化（早産期）　45
子宮のローテーション　3
子宮破裂　29
子宮傍結合織　161
子宮卵管角部　84
止血　95
自然剝離　35
持続吸引ドレーン　42, 54, 118, 131
絨毛膜羊膜炎　40
術後管理（子宮底部横切開）　103
術後創部感染　52, 61
常位胎盤早期剝離　138
静脈血栓塞栓症　94
除毛　61
新生児黄疸　35
靱帯の切断　142, 161
真皮縫合　38
深部静脈血栓症　94

す

スキンステープラー法　38

せ

正中臍ヒダ　111
仙骨子宮靱帯　142
浅子宮静脈　142
前置胎盤　66
前置癒着胎盤　66, 140
前置癒着胎盤手術のトレーニング　16, 87

そ

早期離床　94
早産症例の分娩様式　64
側臍靱帯　111, 142

た

ターニケット　89
胎児娩出　3, 23, 42, 48
胎児娩出（子宮底部横切開）　68
胎盤剝離　24, 35, 78, 89, 91
胎盤剝離（子宮底部横切開）　68
胎盤への切り込み　74
胎盤辺縁（上縁）のマーキング　82
胎盤娩出　3, 24, 42
胎盤輸血　48
ダグラス窩　56
ダグラス窩腹膜の開放　161
ダグラス窩腹膜の切開・開放　142
脱落膜　24, 29, 30, 92
単結節一層縫合　3, 26, 28
単結節二層縫合　42, 50, 68, 100
単結節縫合　28, 29
弾性ストッキング　94

ち

恥骨結合　10
腟管の切断・閉鎖　143
腟内洗浄　61
中臍靱帯　111, 118, 122, 124
中臍靱帯の切断　124
中臍靱帯の遊離・切断　118
超音波検査　22, 24, 68, 82, 92
腸球菌　41, 52
腸ベラの活用　46, 84
直腸側腔の試掘　142

て

帝王切開術後モデル　55
帝王切開のタイミング　15
低出生体重　64

と

怒張血管　16, 87
トリクロサン　50
ドレーン留置　42, 54, 118, 131
ドレーン留置（肥満妊婦）　135

な

内側臍ヒダ　111

に

二期的子宮摘出術の適応　141
二期的治療　88
二層縫合　28, 30
二層連続縫合　29
ニトログリセリン　48, 85
尿管（骨盤解剖）　154
尿管トンネル入口部　142
尿管の走行　154
尿管の同定　142

ね

ネラトンカテーテル　68, 89

は

ハーモニック　156
肺血栓塞栓症　94
肺水　23
バイポーラシザーズ　112, 156
白線　12
播種性血管内凝固症候群　138
破膜　22
バルーンタンポナーデ　98, 140
パワーソース　112, 156

ひ

ピオクタニンブルー　20, 82, 130
皮下脂肪切開　12
菲薄化　25, 29
皮膚切開　7, 10
皮膚切開（肥満妊婦）　135
被膜児　42, 48
肥満妊婦　61, 135

ふ

フィブリノーゲン値　139
腹横筋膜　111, 113, 122
腹横筋膜の除去　113
腹腔外の子宮下部　129
腹腔内洗浄　42, 60, 125
腹腔内癒着　31
腹直筋鞘切開　8
腹壁切開　3, 7, 42, 142
腹壁切開（子宮底部横切開）　68, 104
腹膜外帝王切開の概略（基本概念）　117
腹膜切開　3, 14, 116
腹膜表面の露出　126
腹膜翻転部　110, 118, 129

へ

閉腹法　36, 38
壁側腹膜の縫合　38, 125
ヘパリン　94
娩出困難時　85
ペンホルダー（執筆法）　3, 14

ほ

縫合　25, 28, 36, 95, 100
膀胱筋膜　109
縫合糸　50
膀胱子宮窩　54, 131
膀胱子宮窩腹膜切開　161
膀胱子宮窩腹膜の縫合　31, 38, 125
膀胱漿膜　109
膀胱側縁の明瞭化　113
膀胱側腔の展開　142
膀胱損傷　143, 158
膀胱損傷の確認　118
膀胱の意図的開放　158
膀胱剝離　16, 17, 68, 86, 91, 142, 157, 161
膀胱表面の露出　118, 122
膀胱腹膜の切開・剝離　3
膀胱腹膜の縫合　42, 55
膀胱遊離　113, 118, 128, 132
保存的対処法　88
保存的治療　140
ポビドンヨード　61

ま

麻酔（肥満妊婦） 135
マレイン酸メチルエルゴメトリン 51

ゆ

癒合不全 100

癒着防止 125
癒着防止材 32, 55, 125

よ

用手剝離 35
羊水の除去 104

ら

卵管切断 142, 161

れ

レチウス腔 117, 118, 131
連続縫合 28, 29

欧文索引

B
bladder flap 17

C
CAM 40
CAM の診断基準 40
chorioamnionitis 40
CORONIS トライアル 37, 169
Couvelaire uterus 138

D
deep vein thrombosis 94
DIC 138
DVT 94

E
Enterococcus faecalis 41, 52

F
fishing 法 98

J
Joel-Cohen 横切開 9
J 字切開 42, 46

L
Langer 皮膚割線 9
late preterm 64
Latzko 法 109
Lencki の基準 40
low incision 18, 130
lung fluid 23

P
paravesical approach 109
PE 94
Pfannenstiel 横切開 9
Pull 法 85
pulmonary embolism 94
Push 法 85

S
SSI 61
supravesical approach 109
surgical site infection 61

U
uteroplacental apoplexy 138
U 字切開 42, 46
U 字縫合 68, 95

V
venous thromboembolism 94
very low incision 3, 18
VTE 94

W
Ward の手法 75
Waters 法 109, 126

帝王切開の強化書
Kaiserを極める   定価（本体8,000円+税）

2017年11月30日　第1版第1刷発行
2019年6月1日　　第2刷発行

監　修	吉田　好雄（よしだ よしお）
編　集	西島　浩二（にしじま こうじ）
発行者	福村　直樹
発行所	金原出版株式会社

〒113-0034 東京都文京区湯島2-31-14
電話　編集（03）3811-7162
　　　営業（03）3811-7184
FAX　　（03）3813-0288　　　Ⓒ 吉田好雄，西島浩二，2017
振替口座　00120-4-151494　　　　　　　検印省略
http://www.kanehara-shuppan.co.jp/　　Printed in Japan
ISBN 978-4-307-30134-3　　　印刷・製本／教文堂　写真提供／PIXTA

JCOPY ＜出版者著作権管理機構　委託出版物＞
本書の無断複製は著作権法上での例外を除き禁じられています。複製される場合は，そのつど事前に，出版者著作権管理機構（電話 03-5244-5088，FAX 03-5244-5089，e-mail：info@jcopy.or.jp）の許諾を得てください。

小社は捺印または貼付紙をもって定価を変更致しません。
乱丁，落丁のものは小社またはお買い上げ書店にてお取り替え致します。